Anna Paul, Andreas Michalsen

Natürlich herzgesund

NATURHEILKUNDE FUNDIERT

Anna Paul, Andreas Michalsen

Natürlich herzgesund

Ein Ratgeber für Menschen mit koronarer Herzkrankheit

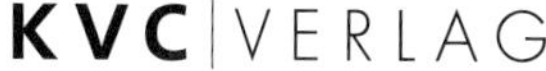

KVC Verlag
NATUR UND MEDIZIN e. V.
Am Deimelsberg 36, 45276 Essen
Tel.: (0201) 56305 70, Fax: (0201) 56305 60
www.kvc-verlag.de

Paul, Anna; Michalsen, Andreas
Natürlich herzgesund – Ein Ratgeber für Menschen mit koronarer Herzkrankheit

Wichtiger Hinweis: Für Angaben über Dosierungsanweisungen und Applikationsformen kann vom Verlag keine Gewähr übernommen werden. Jede Dosierung oder Applikation erfolgt auf eigene Gefahr des Benutzers.

ISBN 978-3-96562-063-6

Gestaltung: eye-d Designbüro, Essen
Druck: Margreff Druck, Essen

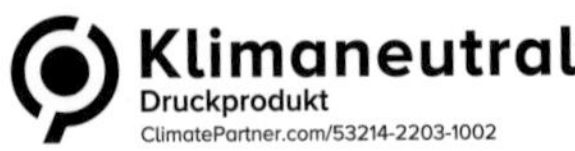

Einleitung: Lebensstilentscheidungen für ein gesundes Herz

SAFE LIFE – Ein gesundes (sicheres) Leben

Anfang der 2000er Jahre erforschten wir in der Klinik für Naturheilkunde und Integrative Medizin in Essen die Wirkung eines ambulanten ordnungstherapeutischen Programms auf Patienten mit koronarer Herzerkrankung. Wir nannten das von uns entwickelte Programm SAFE LIFE[1].

Im Vergleich zu bekannteren Programmen (z. B. das Lifestyle Heart Trial von Dean Ornish) gab es in unserer Untersuchung eine Neuerung: Alle Patienten hatten eine „State of the Art" kardiologische Therapie absolviert, die unter anderem aus einer medikamentösen Therapie mit Betablockern und Statinen sowie aus Aufenthalten in Rehabilitationseinrichtungen bestand. Die Beteiligung der Patienten war sehr gut: Alle beendeten das SAFE LIFE-Programm. Und trotz maximaler kardiologischer Therapie besserten sich im Studienzeitraum von einem Jahr unter anderem der Blutdruck und die Herzfrequenzvariabilität – ein sensibler Messwert für das Herzinfarktrisiko.

1 Hinter diesem einfachen Begriff verbirgt sich das komplizierte "Stress and Factors of Lifestyle in Coronary Patients: Evaluation of Lifestyle Interventions on Endothelial/Autonomic Function, EBT and Quality of Life".

Herz-Kreislauferkrankungen

Herz-Kreislauferkrankungen gehören zu den häufigsten Todesursachen in der westlichen Welt. Die moderne kardiologische Therapie hat einen sehr hohen Standard erreicht: Sie kann in der akuten lebensbedrohlichen Situation in vielen Fällen helfen und Leben retten.

Die koronare Herzkrankheit ist weltweit die häufigste Erkrankung des Herzens. Besonders betroffen sind Menschen in den sogenannten Industriestaaten. Schon früh erkannten Wissenschaftler, dass Risikofaktoren für die Entstehung einer koronaren Herzkrankheit mit dem Lebensstil verbunden sind. Mitte des 20. Jahrhunderts identifizierte man Cholesterin in Fettablagerungen an den Blutgefäßen und äußerte die Vermutung, dass bestimmte Ernährungsgewohnheiten die Entstehung dieser Ablagerungen und die folgende Arterienverkalkung begünstigen.

Das medizinische Wort für Arterienverkalkung ist Arteriosklerose. Es beschreibt eine Verengung der Blutgefäße, die durch Ablagerungen (Plaques) in den Gefäßinnenwänden entsteht.

Die Fortschritte auf dem Gebiet der Herzchirurgie (Bypasschirurgie) und die Entwicklung sogenannter Koronarstents haben maßgeblich dazu geführt, dass die akute und lebensgefährliche Situation eines Herzinfarktes heute viel besser beherrscht werden kann als noch vor wenigen Jahrzehnten. Andererseits führt dies dazu, dass immer mehr Menschen an einer chronischen koronaren Herzkrankheit leiden. Die Krankheit muss über einen langen Zeitraum behandelt werden, möglicherweise sind wiederholte Eingriffe am Herzen notwendig, Medikamente müssen ein Leben lang eingenommen werden.

Der Lebensstil: Ernährung, Bewegung, Entspannung

In der Literatur werden zahlreiche Risikofaktoren für die koronare Herzkrankheit beschrieben, von denen die Mehrzahl durch die Art unseres Lebensstils beeinflussbar ist. In einer großen international durchgeführten Studie, der INTER-HEART-Studie, wurde versucht, die Bedeutung der Faktoren des Lebensstils für die Entstehung eines Herzinfarktes zu beziffern. Hierbei zeigte sich, dass ca. 90 % aller Herzinfarkte durch Faktoren des persönlichen Lebensstils verursacht sind, bzw. nur für 10 % aller Herzinfarkte keine eindeutigen Risikofaktoren als Verursacher zu finden sind.

Heute ist bekannt, dass gerade bei den chronischen Formen der koronaren Herzkrankheit, also am häufigsten nach einem überlebten Herzinfarkt, Änderungen des Lebensstils besonders wirksam und wichtig sind. Bereits Veränderungen einzelner Risikofaktoren können nachhaltig davor schützen, einen erneuten Herzinfarkt oder andere Herz-Kreislauferkrankungen (z. B. einen Schlaganfall) zu erleiden. Gelingt es den betroffenen Patienten, mehrere Risikofaktoren deutlich zu verbessern, sind sogar Rückbildungen von Verengungen in den Herzkranzgefäßen möglich.

Dabei ist die Frage von zentraler Bedeutung, wie man eine Lebensstilveränderung erfolgreich umsetzen und durchhalten kann. Für die meisten Menschen ist es schwer, liebgewonnene und lange Jahre eingeübte Lebensgewohnheiten zu verändern. Und selbst wenn man seinen Lebensstil verändert hat, ist es schwierig, z. B. Bewegungs- und Entspannungseinheiten beizubehalten und nicht wieder in alte Verhaltensmuster zurückzufallen.

Für die Einleitung einer Lebensstilveränderung ist es wichtig, nicht nur theoretische Informationen zu erhalten, sondern auch praktische Erfahrung mit den Übungen zu machen und damit so vertraut zu werden, dass sie Teil des Alltags werden. Dann wird spürbar, dass die Ausübung der Verfahren nicht nur gesund ist, sondern auch Freude und Genuss bereitet. Eine Lebensstilveränderung mit Minimierung der persönlichen Risikofaktoren wird immer eine sichere, wirksame und kostengünstige Behandlungsmethode bleiben.

Übrigens werden durch eine Veränderung des Lebensstils auch andere Beschwerden bzw. andere Erkrankungen günstig beeinflusst. Regelmäßige Bewegung ist auch eine wirksame Therapie gegen Depressionen, Migräne, erhöhten Blutzucker und chronische Rückenschmerzen. Oft können nach einer Weile Medikamente in ihrer Dosis reduziert werden.

Bitte verstehen Sie unsere Vorschläge nicht als Aufforderung, selbständig Medikamente abzusetzen oder die Dosis zu verändern. Sollten sich durch die regelmäßige Anwendung der beschriebenen Verfahren medizinische Änderungen ergeben, z. B. ein deutlich abgesenkter Blutdruck, müssen Sie sinnvolle Maßnahmen immer mit dem behandelnden Arzt absprechen.

Der Tempel der Gesundheit

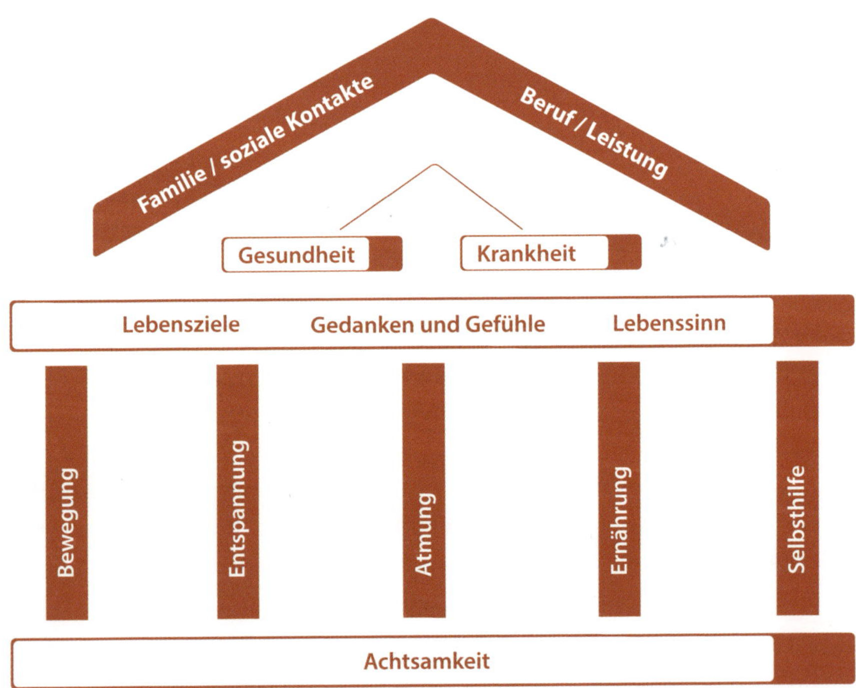

Ein gesunder Lebensstil entsteht durch gesundheitsförderliches Alltagsverhalten. Die Säulen des „Tempels der Gesundheit" sind alltägliche und vertraute Handlungen wie bewegen, entspannen, atmen, essen. Naturheilkundliche Selbsthilfe ist die fünfte Säule. Dazu zählt schon das tägliche Waschen des Körpers als „Wasserreiz".

Um die Säulen zu stärken, muss man nicht unbedingt viel Zeit investieren. Notwendig ist nur, die alltäglichen Erledigungen bewusst gesundheitsförderlich einzusetzen. Nur die Ausführung, das „wie", muss verändert werden. Also: Statt mit dem Aufzug zu fahren, mal die Treppe gehen, statt Wurst einen vegetarischen Brotaufstrich essen, statt fernzusehen die Seele baumeln lassen, lesen oder gute Gespräche führen. Achtsamkeit im Alltag und wie wichtig man sich selbst und die Pflege seiner Gesundheit nimmt, ist dabei der Schlüssel.

Nun ist es im Alltag meist so, dass durch eine Erkrankung liebgewordene Gewohnheiten wie z. B. das Lieblingsessen, das jetzt zu cholesterinhaltig ist, neu überdacht werden müssen. Ebenso kann es sein, dass man neue Verhaltensweisen in den Alltag integrieren soll, z. B. mehr Bewegung und aktive Entspannung. Oft ist man aber durch die Erkrankung mit vielen Arztbesuchen und körperlichen Einschränkungen im Alltag bereits überfordert. Zusätzlich stellen sich negative Gefühle und Gedanken wie Hoffnungslosigkeit und Hilflosigkeit ein. Hier ist es wichtig, auch das „Dach" des Gesundheitstempels mit in die Lebensstilüberlegungen einzubeziehen. Die Sinnhaftigkeit und die Ziele, die mit den Anstrengungen einer Lebensstilveränderung einhergehen, bestimmen die Motivation und den Spaß, den man dabei hat. Schließlich weiß man aus der neuesten Forschung, dass gerade die soziale Unterstützung im privaten, wie auch im beruflichen Umfeld ein wichtiger Faktor ist, der sich auf die Krankheitsbewältigung, aber auch auf das Auftreten von Krankheitssymptomen wie Schmerz oder Bluthochdruck deutlich auswirken.

Das Potential der Lebensstilveränderung und der Lebensstilmedizin sollten wir alle nutzen. Wissenschaftliche Daten belegen immer mehr, wie sehr unser Körper bei Erkrankungen davon profitiert.

Zu diesem Buch

Wir haben im Rahmen der SAFE LIFE-Studie mit 105 herzerkrankten Patienten über ein ganzes Jahr ein gesundheitsförderndes Programm durchgeführt. Die Inhalte dieses Programms und unsere Erkenntnisse bilden die Grundlage dieses Buches. Es geht uns vor allem darum, Ihnen Instrumente für den Alltag zu geben, mit denen Sie einen herzgesunden Lebensstil pflegen, der Spaß und Genuss bereitet. Übung und Praxis stehen im Mittelpunkt: alltagstaugliche Anleitungen, Rezepte und Übungen. Am Ende des Buches finden Sie einen Vorschlag für ein Dreimonatsprogramm. Dieser Zeitraum ist sinnvoll für eine Umstellung des Lebensstils. Man kann drei Monate gut durchhalten, und nach dieser Zeit werden Sie die guten Effekte und Wirkungen spüren.

Da jeder Mensch individuelle Vorlieben, Abneigungen, Gewohnheiten und Lebensumstände hat und diese im Zusammenhang mit der Herzerkrankung verstanden werden sollen, ist es wichtig, die aktuellen Informationen zum Herz-Kreislaufsystem und zur koronaren Herzkrankheit zuerst zu lesen. Anschließend wenden wir uns konkret der Lebensstilveränderung zu. Jetzt müssen die Säulen der Gesundheit mit Spaß und Genuss im Alltag aufgebaut werden.

Das wichtigste Thema in diesem Buch ist die Motivation zur Lebensstilveränderung. Wissen allein genügt nicht! Es gilt, den persönlichen „inneren Schweinehund“ kennenzulernen und mit ihm umzugehen. Zum Einstieg in einen neuen Lebensstil sollten Sie sich ausführlich damit beschäftigen. Am besten wäre es, die Menschen, die Ihnen lieb sind und die Sie bei Ihrer Reise zu einem herzgesunden Lebensstil begleiten sollen, in diese Überlegungen und Vorhaben mit einzubeziehen.

Vielleicht wird Sie der Selbsttest „Wie gesund ist mein Lebensstil?“ (ab Seite 41) überraschen, und Sie werden dann genauer wissen, wo Sie anfangen wollen. Wir wünschen Ihnen viel Erfolg, eine Menge Spaß und gutes Gelingen.

Achtung!

Die vorgestellten Maßnahmen ersetzen nicht die fachliche Beratung und sollten nur in enger Abstimmung mit dem behandelnden Arzt durchgeführt werden.

Teil I: Die koronare Herzkrankheit (KHK)

Kapitel 1: Das Herz-Kreislaufsystem

Der Blutkreislauf

Unser Herz-Kreislaufsystem wird vom Herzen, den arteriellen und den venösen Blutgefäßen gebildet. Die Blutgefäße sind das Transportsystem unseres Körpers. In einer Gesamtlänge von rund 100 000 Kilometern sorgen sie dafür, dass Sauerstoff und Nährstoffe auch an die entlegensten Orte des menschlichen Körpers gelangen.

Das Herz ist eine Doppelpumpe. Die Herzscheidewand teilt es in zwei Hälften. Die rechte Hälfte saugt das sauerstoffarme Blut aus dem Venensystem des Körpers und pumpt es in die Lunge. Dort wird es mit Sauerstoff angereichert. Aus der Lunge fließt dann das mit Sauerstoff angereicherte Blut zurück in die linke Hälfte des Herzens und wird von dort aus zu den übrigen Körperbereichen transportiert.

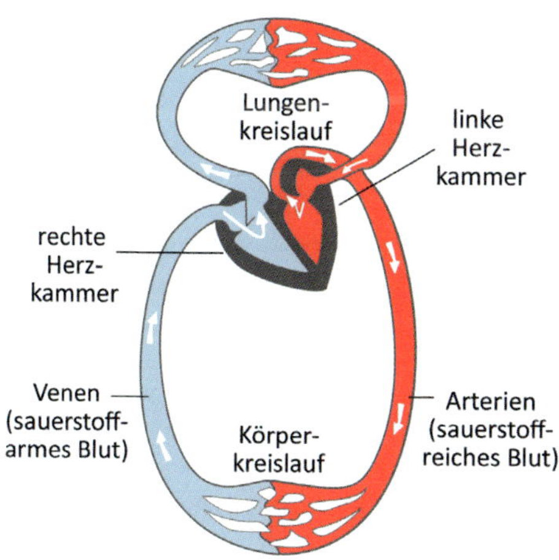

Etwa fünf Liter Blut kreisen im Körper eines Erwachsenen und bilden ein perfektes Transportmittel. Über das Blut wird jede einzelne der Billionen Körperzellen mit lebensnotwendigen Nährstoffen und Sauerstoff versorgt. Abfallprodukte aus den Zellen gelangen über das Blut zur Leber, zu den Nieren, zum Darm und zur Haut, wo sie abgebaut und ausgeschieden werden.

Das Herz und die Herzkranzgefäße

Das menschliche Herz hat die Größe einer Faust und wiegt etwa 300 Gramm. Es arbeitet unermüdlich von der Geburt bis zum Tod. Egal, ob wir aktiv sind, uns ausruhen oder schlafen, das Herz arbeitet. Mit jedem Herzschlag zieht es sich zusammen und pumpt das Blut in die Blutgefäße. Unser Herz schlägt etwa 60–90-mal pro Minute, 100 000-mal am Tag, und pumpt zwischen 6000 und 8000 Liter Blut durch unseren Körper.

Das Herz selbst ist ein muskuläres Hohlorgan. Zwei Drittel des Herzens befinden sich in der linken Brusthälfte, ein Drittel in der rechten. Beide Herzhälften enthalten selbst zwei Hohlräume: die oberen muskelschwachen Vorhöfe, die das Blut aus der Lunge bzw. dem Körper einsammeln, und die unteren muskelstarken Herzkammern, die das Blut wieder in die Lunge bzw. in den Körper hineinpumpen. Die beiden Herzkammern haben je einen Eingang und einen Ausgang. An diesen Stellen sitzen die Herzklappen, die dafür sorgen, dass das Blut nur in „Einbahnstraßen" fließt. Jede Herzklappe lässt sich vom Blutstrom nur in eine Richtung aufdrücken.

Um seine Aufgaben zu erfüllen, benötigt das Herz selbst relativ viel Blut – etwa 300 ml pro Minute. Die herzeigene Blutversorgung erfolgt über die Herzkranzgefäße, auch Koronararterien genannt, die sich wie ein Kranz um das Herz legen. Die Koronararterien entspringen oberhalb der linken Herzseite, verzweigen sich in kleinere Blutgefäße und überziehen und durchdringen den Herzmuskel mit vielen kleinen Seitenästen.

Bei den meisten Menschen versorgt die rechte Herzkranzarterie den hinteren Herzbereich, also den rechten Vorhof, die rechte Kammer, die Herzhinterwand und einen kleinen Teil der Herzscheidewand. Die linke Herzkranzarterie versorgt vorwiegend den vorderen Bereich des Herzens, das heißt den linken Vorhof, die linke Kammer und große Teile der

Herzscheidewand. Die linke Herzkranzarterie bildet kurz einen Hauptstamm und verzweigt sich dann in zwei starke Äste, den sogenannten *Ramus interventricularis anterior*, der vor allem die linke Herzkammer versorgt, und den *Ramus circumflexus*.

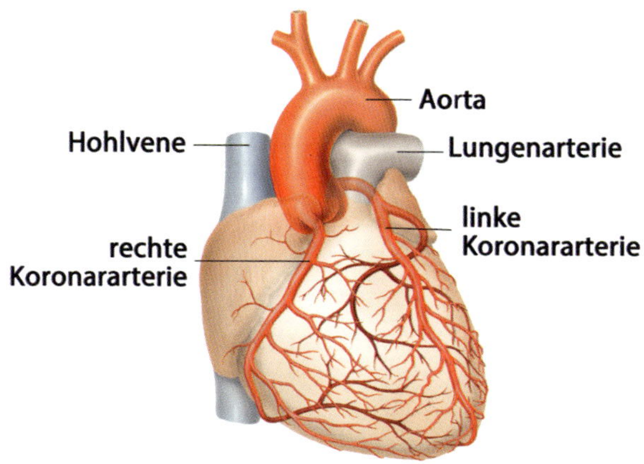

Die Koronararterien mit ihren vielen kleinen Seitenästen sorgen dafür, dass der pumpende Herzmuskel gut durchblutet und mit Sauerstoff versorgt wird, und das nicht nur in den Ruhephasen, sondern auch bei körperlicher Belastung. Gesunde Herzkranzgefäße können ihr Blutangebot an den Herzmuskel bei Bedarf um das Sechsfache steigern. Das nennt man die koronare Reserve.

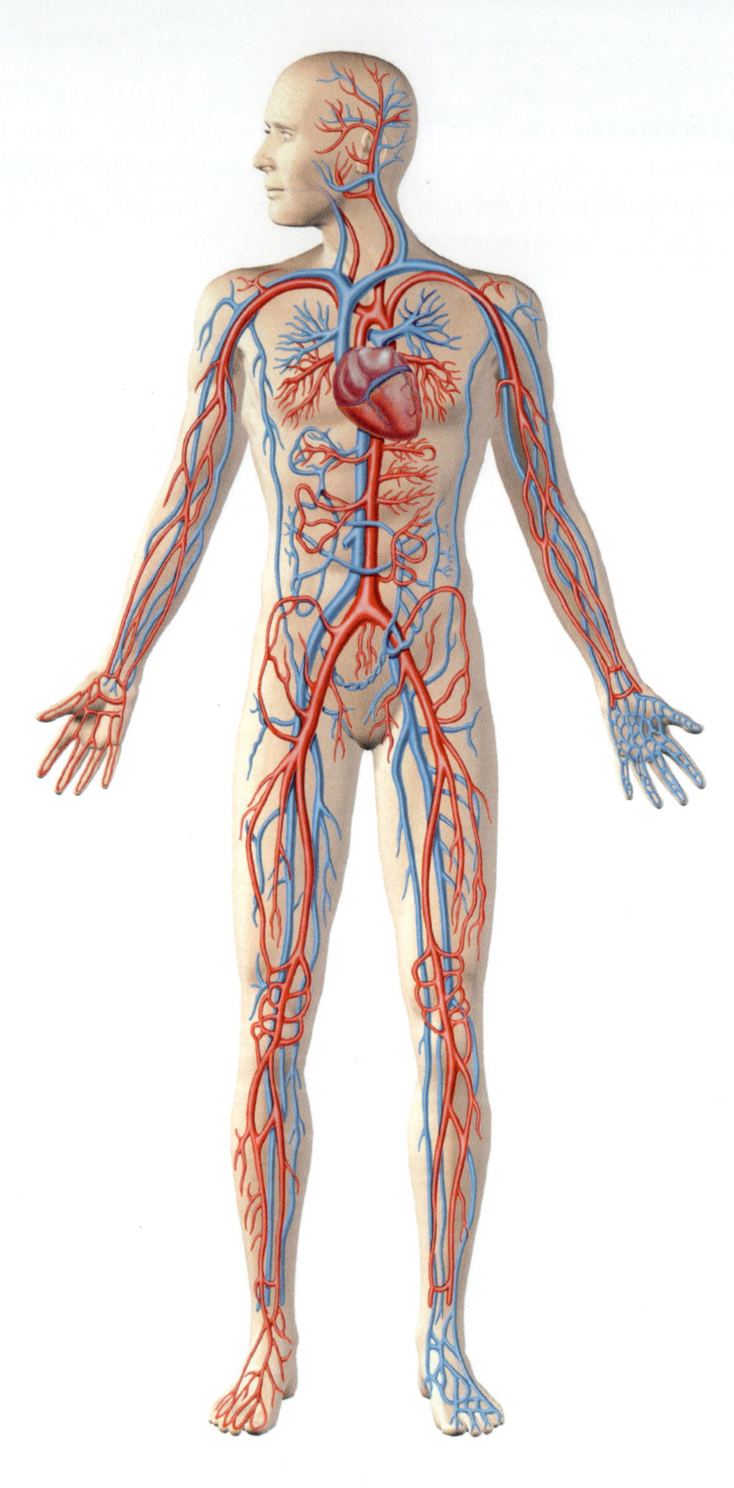

Kapitel 2: Durchblutungsstörung des Herzens

Verengung der Blutgefäße

Die koronare Herzkrankheit ist eine Verengung der Blutgefäße, die für die Durchblutung des Herzens zuständig sind. Die Folge der Verengung dieser sogenannten Herzkranzgefäße ist eine mangelnde Durchblutung des Herzmuskelgewebes, die je nach Schweregrad zu schweren Schmerzen (Angina pectoris) oder zu einem Herzinfarkt führt.

Der Begriff „koronare Herzkrankheit" ist abgeleitet von den Koronararterien, den Herzkranzgefäßen. Auch die Begriffe koronare Herzerkrankung oder ischämische Herzerkrankung werden benutzt. Häufig findet man nur die Abkürzung KHK. Eine KHK umfasst eine ganze Reihe von Erkrankungen, die alle auf eine Verengung der Herzkranzgefäße zurückzuführen sind. In den Innenwänden der Blutgefäße findet dabei ein krankhafter Umbauprozess statt, der mit einer Ablagerung von Fettsubstanzen, sogenannten Plaques oder Atheromen, einhergeht. Man spricht hier von einer Arteriosklerose.

Die Plaques werden mit der Zeit und unter Einwirkung der Risikofaktoren eines ungesunden Lebensstils immer stärker und größer. Dadurch behindern sie allmählich den Durchfluss des Blutes und damit die Sauerstoff- und Nährstoffversorgung des Gebietes, das sie versorgen. Der Prozess ist vergleichbar mit einer Wasserleitung, in der sich Kalk sammelt. Die Kalkablagerungen können die Durchflussmenge des Wassers so weit verringern, dass es schließlich nur noch langsam tröpfelt.

Entzündungen in den Gefäßen

Man weiß heute, dass es sich bei der Arteriosklerose nicht um eine reine Verkalkung handelt, sondern auch um einen aktiven entzündlichen Prozess. Bei der Bildung der Plaques kommt es zu einer Gewebeentzündung unterhalb der Gefäßoberfläche, die wiederum das Wachstum der Plaques beschleunigt. Dieser Prozess ist für die Entstehung von Herzinfarkten verantwortlich.

Herzinfarkte treten nicht an den ausgeprägten Engstellen, sondern überraschenderweise an den geringgradigen Verengungen auf. Zu Beginn einer Plaquebildung ist die Herzkranzarterie vielleicht nur 20 oder 30 % verengt, allerdings sind deutliche Entzündungszeichen in den Gefäßwänden zu finden. Hierbei kommt es oft zu Veränderungen der zarten Gefäßinnenhaut, wo sich durch eine Aktivierung des Blutgerinnungssystems Gefäßpfröpfe, sogenannte Thromben, bilden. Diese führen relativ plötzlich zu einem vollkommenen Verschluss des Gefäßes und zum Ereignis eines akuten Herzinfarktes.

Es gibt also zwei unterschiedliche klinische Formen der koronaren Herzkrankheit:

- Eine chronische und langsam wachsende Arteriosklerose eines Herzkranzgefäßes führt meist zu einer stetigen Zunahme der Verengung, ist aber weniger mit Gefäßwandentzündungen vergesellschaftet. Diese Form der Herzkranzgefäßverengung führt zu stärker werdenden Angina pectoris-Beschwerden und kann beispielsweise gut mit Koronarstents behandelt werden.
- Im Unterschied dazu erwächst die Gefahr eines Herzinfarktes meist aus den erst beginnenden und durch eine Gefäßwandentzündung charakterisierten Veränderungen in Gefäßen, die vorher nicht so deutlich verengt waren. Diese geringen Verengungen können nicht vorbeugend mit Koronarstents behandelt werden. Eine Veränderung des Lebensstils mit allen hier beschriebenen Komponenten kann die Entzündungen aber beeinflussen und wirksam einem Herzinfarkt vorbeugen.

Kapitel 3: Risikofaktoren und Symptome

Risikofaktoren

Es gibt eine Reihe von Faktoren, die bei der Entstehung der Arteriosklerose und entsprechend der koronaren Herzkrankheit eine wichtige, vielleicht sogar entscheidende Rolle spielen. Diese sogenannten Risikofaktoren können zu einem Teil erblich bedingt sein, häufig sind sie aber das Resultat eines ungünstigen Lebensstils. Im Folgenden sind die wesentlichen Risikofaktoren kurz beschrieben.

Zunächst unterscheidet man zwischen nicht beeinflussbaren und beeinflussbaren Risikofaktoren: Zu den nicht beeinflussbaren Risikofaktoren einer KHK zählen Alter, männliches Geschlecht und Infarkte in der Familie. Zu den beeinflussbaren Risikofaktoren zählen z. B. Bewegungsmangel und Übergewicht. Sie haben einen negativen Einfluss auf den Blutdruck, das Diabetesrisiko und den Cholesterinwert und begünstigen somit koronare Herzerkrankungen. Auch ein erhöhter LDL-Cholesterinwert im Blut zählt zu den beeinflussbaren Risikofaktoren.

Erhöhter Cholesterinspiegel

Cholesterin, auch Blutfett genannt, ist eine wachsartige, feste Substanz, die der Körper selbst bildet, die aber auch über die Nahrung zugeführt wird. Es ist ein lebenswichtiger Stoff, der in unserem Körper für den Aufbau weiterer wichtiger Stoffe wie Vitamin D, Gallensäure und Nervenzellen zuständig ist. Zum reibungslosen Transport im Körper ist das Cholesterin mit einer Eiweißhülle umgeben. Die Kombination nennt man Lipoprotein. Der Cholesterinspiegel in unserem Blut wird in Gesamtcholesterin und in den Einheiten Low-Density-Lipoprotein (LDL) und High-Density-Lipoprotein (HDL) gemessen.

LDL ist für den Transport des Cholesterins zu den Zellen verantwortlich. Wenn seine Menge in unserem Blut zu sehr ansteigt, kann es zu Ablagerungen in den Gefäßwänden und zu Arteriosklerose kommen. Ein erhöhter LDL-Spiegel im Blut gilt als wichtiger Risikofaktor für einen Herzinfarkt. Das High-Density-Lipoprotein (HDL) ist für den Rücktransport des Cholesterins von den Zellen zuständig und kann in hoher Konzentration sogar LDL von den Gefäßwänden abtransportieren.

Nicht nur das Risiko für die Entstehung einer koronaren Herzkrankheit, sondern vor allem das Risiko, bei bestehender koronarer Herzkrankheit erneut einen Herzinfarkt zu erleiden, ist mit ansteigendem LDL-Spiegel erhöht.

In der konventionellen Medizin wird der LDL-Spiegel durch Medikamente, sogenannte Statine, abgesenkt, um das Infarktrisiko zu minimieren. Für Menschen mit bereits bestehender koronarer Herzerkrankung wird heute eine Absenkung des LDL-Spiegels auf einen Zielwert unter 70 mg/dl empfohlen. Für Patienten mit einem sehr hohen kardiovaskulären Risiko wird sogar eine Senkung auf unter 55 mg/dl empfohlen.

Das HDL gilt als „gutes" Cholesterin. Man geht davon aus, dass es der Arteriosklerose entgegenwirkt. Nähere Untersuchungen haben gezeigt, dass koronare Herzerkrankungen um die Hälfte seltener auftreten, wenn die HDL-Werte von 30 auf 60 mg zunehmen. HDL ist mit Medikamenten nicht gut zu beeinflussen.

Bei den meisten Menschen lässt sich durch regelmäßige Bewegung eine Erhöhung des HDL-Spiegels erzielen. Möglicherweise kann auch durch spezielle Speisen (z. B. Olivenöl) oder durch geringe Mengen von Rotwein, wenn er mit den Mahlzeiten getrunken wird, eine Erhöhung des HDL-Spiegels erzielt werden. Eine HDL-erhöhende Wirkung wird auch für Mandeln und Walnüsse diskutiert.

Erhöhter Blutdruck

Der Blutdruck gilt als der problematischste Risikofaktor für koronare Herzerkrankungen, weil er lange Zeit keinerlei Beschwerden verursacht. Symptome wie Kopfschmerzen, Herzklopfen und Unwohlsein treten erst auf, wenn der Blutdruck bereits extrem erhöht ist. Erhöhter Blutdruck wird oft zufällig bei einer Routineuntersuchung beim Arzt festgestellt. Seine Folgen, z. B. Schlaganfall, Herzinfarkt oder Nierenversagen, können tödlich sein.

Mediziner haben sich darauf geeinigt, von Bluthochdruck (Hypertonie) zu sprechen, wenn der systolische Wert über 140 mmHg und/ oder der diastolische Werte über 90 mmHg liegt. Werte darunter werden eingestuft in optimal, normal und hochnormal. Darüber liegende Werte unterteilt man in Hypertonie Grad 1 (leicht), 2 (mittelschwer) und 3 (schwer).

Definition und Klassifikation der Blutdruckstufen (in mmHg)

Kategorie	systolisch		diastolisch
Optimal	< 120	und	< 80
Normal	120–129	und/ oder	80–84
Hochnormal	130–139	und/ oder	85–89
Hypertonie Grad 1	140–159	und/ oder	90–99
Hypertonie Grad 2	160–179	und/ oder	100–109
Hypertonie Grad 3	≥ 180	und/ oder	≥ 110

(Quelle: www.hochdruckliga.de)

Die SPRINT-Studie

Ende 2015 wurde durch die amerikanische SPRINT-Studie eine intensive Diskussion um die Blutdruckwerte angestoßen. Bei dieser Studie fand man heraus, dass ein Zieldruck von 120/80 mmHg (statt bisher 140/90 mmHg) gerade bei Patienten mit hohem Risiko für Herz-Kreislauferkrankungen zu weniger Komplikationen führte, also potenziell lebensrettend ist.

Diese Studienergebnisse werden mit Blick auf den Praxisalltag aber kontrovers diskutiert:

- Die Studie berücksichtigte Patienten mit Diabetes oder Schlaganfall in der Vorgeschichte nicht.
- Es wurde eine spezielle Art der Messung mit einem automatischen System verwendet (d. h. unbeaufsichtigt und mit niedrigeren Ergebnissen, da ohne „Weißkitteleffekt").

- Es traten zum Teil schwere Nebenwirkungen der medikamentösen Blutdrucksendung auf (Ohnmachtsanfälle, zu niedriger Blutdruck, Störungen des Salz- bzw. Elektrolythaushalts, Verschlechterung der Nierenwerte).

Die Empfehlung lautet in Deutschland derzeit: Je jünger und gesünder ein Hochdruckpatient ist, desto näher sollte er an 120 mmHg (systolisch) herangeführt werden. Enge Kontrollen sind notwendig.
Bei älteren Patienten, die gleichzeitig an einer Verengung der Herzkranzgefäße leiden, ist eine so starke Senkung mitunter kontraproduktiv.
Der Kardiologe muss im Einzelfall abwägen und individuell entscheiden, wie er vorgeht!

Weitere Risikofaktoren

Zigarettenrauchen ist ein ebenso ungünstiger Risikofaktor für eine KHK wie erhöhte Blutfette. Die Wahrscheinlichkeit, an einem Herzinfarkt zu sterben, ist bei Rauchern zwei- bis fünfmal höher als bei Nichtrauchern. Und das Risiko wächst mit der Anzahl der täglich gerauchten Zigaretten. Wer aufhört zu rauchen, hat schon nach wenigen Monaten ein deutlich geringeres Risiko für eine KHK. Nach ein paar Jahren der Nikotinabstinenz erreicht das Risiko wieder den Grad eines Nichtrauchers.

Bei Alkoholmissbrauch erhöht sich das Risiko für koronare Herzerkrankungen vor allem durch einen erhöhten Blutdruck und erhöhte Blutfette. Bei Alkoholmissbrauch kann zudem ein Diabetes mellitus entstehen, der das Risiko weiter erhöht.

Bislang galt der Verzehr einer geringen Menge von Alkohol (Obergrenze für Frauen 0,1 Liter Wein pro Tag, für Männer 0,2 Liter Wein pro Tag) als unproblematisch. Menschen mit einem erhöhten Herzinfarktrisiko sollten allerdings ganz auf Alkohol verzichten – und auch gesunde Menschen tun sich einen Gefallen, wenn sie es schaffen, ohne Alkohol zu leben.

Außer dem Diabetes mellitus Typ I ist auch der später im Leben auftretende und nicht erbliche Diabetes mellitus Typ II ein erheblicher Risikofaktor. Diabetes Typ II ist in vielen Fällen eine Folge von Bewegungsmangel, Fehlernährung und Übergewicht, so dass auch hier mit Maßnahmen des Lebensstils die beste therapeutische Wirkung zu erzielen ist.

Schließlich spielen auch fehlende Lebenszufriedenheit und mangelnde Stressbewältigung im Alltag eine große Rolle bei der Entstehung von Krankheit. Sie werden weiter unten im Zusammenhang mit dem Thema Stressbewältigung ausführlicher diskutiert

Symptome

Die Symptome einer koronaren Herzkrankheit machen sich vor allem in körperlichen oder psychischen Belastungssituationen bemerkbar. Dank der sogenannten Koronarreserve ist der Herzmuskel normalerweise in der Lage, seine Leistungskraft bei Bedarf um das Vier- bis Sechsfache zu steigern. Wenn der Durchmesser der Herzkranzgefäße, der in der Regel nur wenige Millimeter beträgt, bereits bis zu 70 % eingeengt ist, beginnt das Herz aber, bei Belastung unter Sauerstoffnot zu leiden. Eine manifeste koronare Herzkrankheit äußert sich in Angina pectoris, Herzinfarkt und Herzinsuffizienz.

Angina pectoris

Angina pectoris, d. h. anfallsartige Schmerzen in der Herzgegend, ist meistens mit einem Engegefühl in der Brust und mit Atembeklemmungen verbunden. Der Schmerz wird zu Beginn meist unter körperlicher Belastung oder Stress ausgelöst. Die Anfälle können auch häufig durch Kälteeinwirkung, in Ruhe oder bei vollem oder geblähtem Magen bei den Mahlzeiten auftreten.

Angina pectoris bedeutet Brustenge. Koronare Herzschmerzen manifestieren sich in 40 % aller Fälle erstmals durch einen Angina pectoris-Anfall. Die Schmerzen in der Brustmitte können sich auf Hals, Wangen, Kiefer, Zähne, Kinn, Rücken und die Arme ausbreiten. Daher werden sie auch manchmal als Zahn-, Schulter- oder Nackenschmerzen fehlgedeutet. Die Schmerzen sind dumpf, drückend und schwer und dauern oft nur wenige Minuten. Betroffene haben den Eindruck, dass ein Eisenring ihre Brust zusammenschnürt.

Durch Ruhe lassen die Schmerzen oft nach fünf bis 15 Minuten wieder nach. Eine schlagartige Besserung der Beschwerden kann in vielen Fällen durch Nitroglycerin als Spray oder Kapsel erreicht werden.

Herzinfarkt

In fast der Hälfte der Fälle wird eine koronare Herzkrankheit erstmals nach einem Herzinfarkt diagnostiziert. Er ist eine der häufigsten Todesursachen in Deutschland. 40 % aller Herzinfarkte ereignen sich am Morgen und vormittags zwischen 6 und 12 Uhr. Ein akuter Herzinfarkt verursacht in der Regel ähnliche Beschwerden wie ein Angina pectoris-Anfall. Meistens sind die Symptome jedoch viel ausgeprägter und mit Atembeklemmung, Todesangst, „Vernichtungsgefühl" und kalten Schweißausbrüchen verbunden. In manchen Fällen kommt es zu Übelkeit und Erbrechen. Ein Fünftel aller Betroffenen, vor allem Zuckerkranke, haben bei einem Infarkt keine Schmerzen.

Die größte Gefahr bei einem Herzinfarkt geht in den ersten 70 Minuten von Herzrhythmusstörungen aus, die eine Folge des plötzlichen Gefäßverschlusses sind. Diese Herzrhythmusstörungen können sich zu Kammerflimmern steigern, das tödlich sein kann. Herzrhythmusstörungen können sicher und schnell durch eine sogenannte elektrische Kardioversion (Defibrillation) durch Notärzte und Rettungspersonal behandelt werden. Daher ist es bei Symptomen eines Herzinfarktes von vorrangiger Bedeutung, sofort einen Notarzt zu alarmieren. Hierdurch kann die ungeschützte lebensgefährliche Phase reduziert werden. Es kann dann ein sicherer Transport mit einem Notarztwagen in ein Krankenhaus erfolgen.

Herzinsuffizienz

Von einer Herzinsuffizienz oder Herzschwäche spricht man, wenn das Herz nicht mehr die Kraft hat, sich und den übrigen Körper ausreichend mit Blut zu versorgen. Oft ist dies Folge einer unzureichenden Blutversorgung des Herzmuskels oder einer Vernarbung des Herzmuskels nach einem vorhergegangenen Herzinfarkt. Je nach Beschwerden wird dabei zwischen Links- und Rechtsherzinsuffizienz unterschieden. Patienten mit einer Rechtsherzinsuffizienz leiden vor allem unter Müdigkeit, Antriebslosigkeit und Venenstauungen am Hals. Außerdem kann es zu geschwollenen Knöcheln, anfangs nur abends, später ständig, und zu unerklärlichen Bauchschmerzen kommen. Sie werden von einem Blutstau in der Leber hervorgerufen.

Die koronare Herzkrankheit führt aber häufiger zu einer Linksherzinsuffizienz mit den hervorstechenden Symptomen Luftnot und Herzrasen. Anfänglich kommt es nur unter körperlicher Anstrengung zu Atemnot, später bereits in Ruhe. Die Betroffenen atmen keuchend und bekommen nicht mehr genügend Luft, wenn sie sich hinlegen. Sie müssen dann husten und sich im Bett aufsetzen. Patienten mit Herzinsuffizienz leiden darunter, nachts häufig Wasser lassen zu müssen. Das liegt daran, dass die Nieren tagsüber nicht mit genügend Blut versorgt werden. Die nächtliche Ruhe trägt insgesamt zu einer Verbesserung der Durchblutung bei. Das führt dazu, dass die Nieren nachts das nachholen, was sie tagsüber nicht geschafft haben: Sie produzieren Urin, was die Betroffenen mitunter mehrmals in der Nacht aus dem Bett treibt.

Die Herzinsuffizienz wird zumeist medikamentös behandelt. Zusätzlich sollte die Menge der Flüssigkeitszufuhr mit dem behandelnden Arzt besprochen werden.

normaler Herzschlag

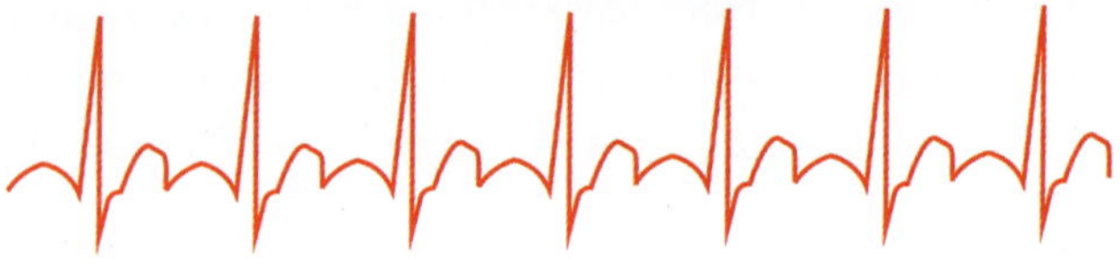

Durchblutungsstörung

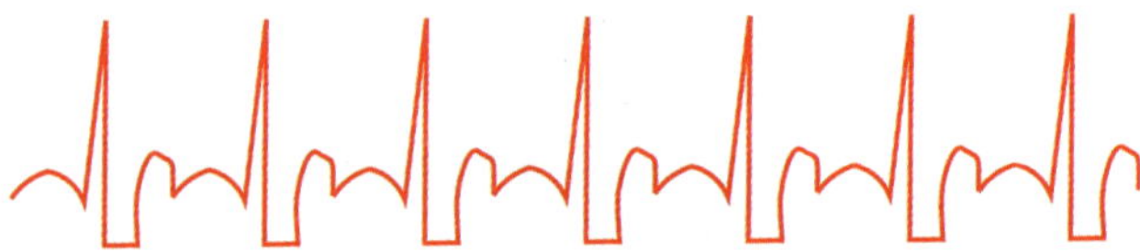

Angina

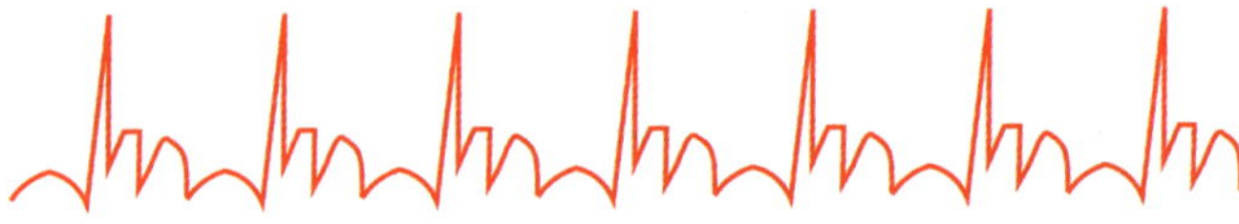

Herzrhythmusstörung

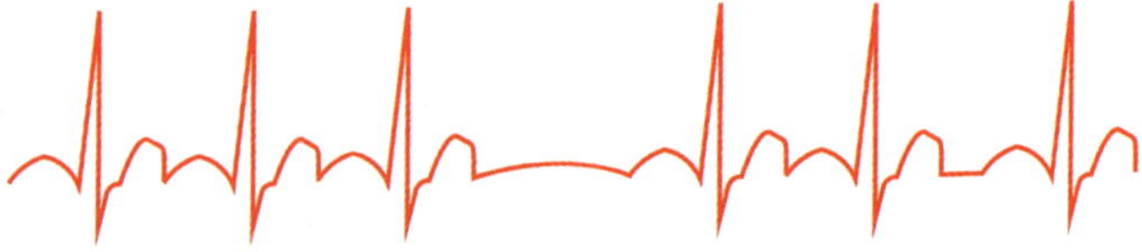

Kapitel 4: Die konventionelle Therapie

Medikamente

Wenn Sie an einer manifesten koronaren Herzkrankheit leiden, hat Ihnen der Kardiologe eine Reihe von Medikamenten verordnet, die im Folgenden kurz vorgestellt werden.

Achtung!
Die Medikamente werden Ihnen nach sorgfältiger Prüfung Ihres individuellen Risikos verordnet. Alle Medikamente haben nicht nur Wirkungen, sondern auch unerwünschte Nebenwirkungen. Bitte lassen Sie sich von Ihrem Arzt/ Ihrer Ärztin oder in der Apotheke dazu beraten. Mitunter muss ein Medikament gewechselt oder die Dosis verändert werden.
Bitte keine Experimente durchführen und alle Maßnahmen mit dem Arzt/ der Ärztin besprechen! Medikamente nicht selbständig absetzen oder in der verordneten Dosis verändern.

Thrombozytenaggregationshemmer

Thrombozytenaggregationshemmer werden vor allem nach einer Herzkatheteruntersuchung und operativen Eingriffen verordnet. Die verwendeten Medikamente hemmen Verklumpungen und Ablagerungen der Blutplättchen (Thrombozyten) und beugen so einem Blutgerinnsel (Thrombose) der koronaren Venen vor. Der bekannteste Thrombozytenaggregationshemmer ist die Acetylsalicylsäure (ASS), z. B. Aspirin. In der Herzmedizin wird 100 mg ASS pro Tag zur Vorbeugung von Blutgerinnseln empfohlen.

Daher wird auch von „Herz-Aspirin" gesprochen. Bei Patienten, die zu Blutungen im Magen-Darmtrakt neigen, wird statt ASS 75 mg Clopidogrel pro Tag verordnet. Diese Substanz bietet für manche Erkrankungsformen leichte Vorteile, ist aber erheblich teurer als Aspirin. Nach der Implantation eines Koronarstents werden beide Medikamente in Kombination für mehrere Monate eingenommen.

Lipidsenker

Eine Therapie mit Lipidsenkern (Fettsenker), z. B. Statine, wird heute bei jedem Patienten mit koronarer Herzkrankheit empfohlen, denn eine medikamentöse Absenkung des LDL-Spiegels kann erneute Herzinfarkte verhindern. Zum anderen scheinen die Lipidsenker eine zusätzliche herzschützende Wirkung zu haben. Inzwischen ist eine Vielzahl von Präparaten auf dem Markt. Gelegentlich kann es zu Unverträglichkeiten mit Erhöhungen der Leberwerte kommen. In diesem Fall ist eine Dosisreduktion oder ein Wechsel des Präparates zu empfehlen.

Betarezeptorenblocker

Betarezeptorenblocker bzw. Betablocker führen zu einer Hemmung der Wirkung von Stresshormonen auf die Gefäße und den Herzmuskel, die Herznerven und das Gefäßsystem. In der Folge kommt es zu einem langsameren Puls und zu einer Blutdruckabsenkung. Eine Therapie mit Betablockern wird heute bei vielen Herzrhythmusstörungen, zur Behandlung des Bluthochdrucks, aber auch bei allen Patienten nach einem Herzinfarkt als Medikation empfohlen.

Blutdrucksenker

Eine vierte Wirkstoffgruppe, die unter bestimmten Voraussetzungen für Patienten mit KHK verordnet wird, sind blutdrucksenkende Mittel, z. B.

ACE-Hemmer und Angiotensin II-Rezeptorhemmer. Diese Medikamente weiten die Blutgefäße, so dass der Blutstrom mit weniger Druck durch die Adern fließt.

Eingriffe an den Koronargefäßen (Revaskularisation)

Herzkatheter und Stent

Eine Standardtherapie bei der koronaren Herzkrankheit ist die Herzkatheteruntersuchung (PCI = perkutane koronare Intervention) mit Aufdehnung des verengten Blutgefäßes. Sie wurde erstmals 1977 an der Universität Zürich angewandt. Bei der Untersuchung wird ein dünner Schlauch (Katheter) bis zur Engstelle des Herzkranzgefäßes vorgeschoben und dann ein an der Katheterspitze angebrachter Ballon aufgeblasen. Unter dem Druck des Ballons wird die Engstelle gedehnt. Dies führt zu einer Verbesserung der Durchblutung, so dass die von dem Gefäß versorgten Herzmuskelbezirke wieder mit Sauerstoff versorgt werden.

Die Herzkatheteruntersuchung wird häufig mit einer Stent-Versorgung kombiniert, bei der ein Röhrchen mit einem Metallgitter im Gefäß platziert wird. Dieses Röhrchen, der Stent, soll einen Verschluss des Gefäßes verhindern. Leider kann sich an der behandelten Stelle eine erneute Engstelle bilden, so dass eine weitere Katheteruntersuchung mit Aufdehnung notwendig wird. Große Hoffnungen wurden auf die Entwicklung medikamentenbeschichteter Stents gesetzt. Zunächst erschien es so, als ob hierdurch die Rate an erneuten Verschlüssen von koronaren Arterien hochwirksam abgesenkt werden könnte. Inzwischen wurde leider deutlich, dass auch diese Stentformen zu Spätkomplikationen führen können.

Bypass

Wenn das Ausmaß der Verschlüsse groß ist, wenn mehrere Gefäße betroffen sind und eine manifeste Herzinsuffizienz besteht, wird eine operative Therapie empfohlen. Standardverfahren ist dabei der sogenannte aorto-koronare Bypass. Die Engstellen werden dabei durch das operative Einsetzen gesunder Blutgefäße (Arterien, Venen) aus dem Brustraum oder dem Bein überbrückt. Durch weiterentwickelte Operationstechniken und Narkosemethoden wurden die Sicherheit und Verträglichkeit des chirurgischen Eingriffs deutlich gesteigert.

Das Wichtigste in Kürze

Die koronare Herzkrankheit wird durch eine Verengung der Herzkranzgefäße hervorgerufen. Ablagerungen in den Gefäßinnenwänden und entzündliche Prozesse in den Gefäßen führen zu Angina pectoris, Herzinsuffizienz und, bei einem totalen Verschluss, zu einem Herzinfarkt.

Risikofaktoren für eine KHK sind ein erhöhter Cholesterinspiegel, erhöhter Blutdruck, Diabetes, Nikotin- und Alkoholmissbrauch, Bewegungsarmut und Übergewicht. Auch Stress und Belastungen spielen eine wichtige Rolle.

Die konventionelle Therapie der KHK arbeitet mit Medikamenten und operativen Eingriffen.

Kapitel 5: Exkurs Frauengesundheit

Frauenherzen – Männerherzen

Lange Zeit galten Herz-Kreislauferkrankungen als typisches Männerproblem, doch mittlerweile sind Erkrankungen der Herzkranzgefäße und Herzinfarkte auch bei Frauen Todesursache Nummer 1. In Deutschland sterben inzwischen sogar mehr Frauen als Männer an Erkrankungen des Herz-Kreislaufsystems. Das Statistische Bundesamt registrierte im Jahr 2019 etwa 330 000 Todesfälle als Folge von Herz-Kreislauferkrankungen, darunter 178 000 Frauen und 152 000 Männer. Bemerkenswert ist allerdings, dass die meisten Frauen im Rentenalter sind, wenn sie an diesen Erkrankungen sterben. Männer werden dagegen oft spektakulär aus dem Erwerbsleben gerissen, weshalb man den Herzinfarkt auch oft als Managerkrankheit bezeichnet.

Die meisten Frauen sind sich der Gefahr nicht bewusst, deuten Symptome nicht richtig und begeben sich spät in ärztliche Hände. Während 44 % der Männer einen Herzinfarkt überleben, sind es bei Frauen nur 36 %. Die Ursachen für diese alarmierenden Zahlen sind vielschichtig. Ein Hauptaspekt ist, dass sich Herzbeschwerden bei Frauen anders äußern als bei Männern. Die Symptome eines drohenden Infarkts wie Schmerzen im Brustkorb, Engegefühl oder Ausstrahlung in den linken Arm fehlen bei Frauen bisweilen. Da die Symptome vieldeutig sein können und viel weniger bekannt sind als die „klassischen männlichen", werden erste Anzeichen oft nicht erkannt. Erschwerend kommt hinzu, dass Frauen generell weniger mit einem Herzinfarkt rechnen, und auch der Arzt bei ihnen weniger schnell eine solche Diagnose in Erwägung zieht. Die Symptome werden häufiger fehlgedeutet als bei Männern. Die Folge ist, dass Frauen später oder gar nicht in eine Klinik kommen. Untersuchungen haben gezeigt, dass Frauen im Durchschnitt 40 Minuten später im Krankenhaus eintreffen als Männer. Dieser Umstand ist allerdings nicht nur auf Defizite in der Diagnostik zurückzuführen, sondern auch darauf, dass ein Großteil der Frauen im herzinfarktgefährdeten Alter allein lebt.

Gerade Frauen sollten unklare Beschwerden im Oberkörper, die nicht nach 15 Minuten von selbst wieder verschwinden, ernst nehmen und abklären lassen. Dies trifft vor allem zu, wenn Risikofaktoren vorliegen.

Risikofaktoren

Die größte Bedrohung sowohl für Frauen als auch für Männer sind Bluthochdruck, Übergewicht, Rauchen, Diabetes und erhöhte Blutfette. Allerdings ist bezüglich der Risikofaktoren die Gewichtung bei Frauen anders als bei Männern.

Diabetes mellitus

Das Risiko für eine Herzerkrankung ist in Verbindung mit Diabetes mellitus Typ II bei Frauen zwei- bis dreimal höher als bei Männern. Im Vergleich zu einem gesunden Menschen ist das Risiko sogar um das Sechsfache erhöht. Ein entgleister Zuckerstoffwechsel senkt den natürlichen Östrogenspiegel und verändert die Blutfette. Da Diabetes zu einer Abstumpfung der Nervenenden gegen Reize führt, nehmen Frauen mit Diabetes die Schmerzen weniger intensiv bzw. gar nicht wahr, die Infarkte verlaufen häufig „stumm", d. h. schmerzlos und zunächst unerkannt.

Nikotin und Rauchen

Nikotin schadet Frauen mehr als Männern. Es vermindert den Anteil an schützendem HDL im Blut und begünstigt die Einlagerung von schädlichem LDL in die Gefäßwand. Beim Rauchen verengen sich die Gefäße, und die Fließeigenschaften des Blutes verändern sich. Bei gleichzeitigem Gebrauch von hormonellen Verhütungsmitteln steigt die Infarktgefahr durch Rauchen – abhängig vom Alter und anderen Risikofaktoren – bei Frauen sogar bis zum Zwanzigfachen an. Wer es dagegen schafft, vom Rauchen loszukommen, kann das Risiko innerhalb weniger Jahre um die Hälfte senken.

Familiäre Belastung

Auch eine familiäre Vorbelastung wirkt sich bei Frauen stärker aus als bei Männern, vor allem wenn diese von der mütterlichen Seite ausgeht. Hatte die Mutter eine Herzerkrankung, besteht für die Tochter ein höheres Risiko als für den Sohn.

Fettstoffwechselstörungen

Bestimmte Stoffwechselstörungen, zum Beispiel ein gestörter Fettstoffwechsel, belasten Frauen ebenfalls stärker als Männer. Das sogenannte „schlechte" LDL scheint zwar von geringerer Bedeutung als bei Männern zu sein, aber erhöhte Triglyceride und zu niedrige HDL-Werte führen bei Frauen zu einer größeren Gefährdung.

Alter

Bis zum Eintritt der Wechseljahre haben Frauen durch die Wirkung des Hormons Östrogen einen natürlichen Schutz vor Gefäßerkrankungen. Deshalb ist bis zum 50. Lebensjahr ein Herzinfarkt bei Frauen seltener. Nach dem 50. Lebensjahr nimmt die Herzinfarkthäufigkeit langsam zu, und ab dem 65. Lebensjahr haben Frauen das gleiche Herzinfarktrisiko wie ihre männlichen Altersgenossen.

Die Annahme, Frauen könnten Herzerkrankungen durch Hormonbehandlungen in den Wechseljahren vorbeugen, hat sich in der Praxis als nicht haltbar erwiesen. Im Gegenteil: Unter einer Hormonbehandlung erleiden mehr Frauen einen Herzinfarkt oder einen Schlaganfall, und es treten häufiger Blutgerinnsel auf, die zu einer Lungenembolie führen können. Deshalb sollten Frauen, bei denen eine Hormonbehandlung aufgrund starker Wechseljahresbeschwerden erforderlich ist und gleichzeitig auch Risikofaktoren für Herz-Kreislauferkrankungen vorliegen, dies sowohl mit der Frauenärztin/dem Frauenarzt als auch mit einem Kardiologen besprechen.

Seelische Faktoren

Seelische Faktoren haben bei Frauen ebenfalls ein größeres Gefährdungspotential als bei Männern. Dauerhafter unbewältigter Stress (z. B. durch berufliche und familiäre Doppelbelastung) oder Depressionen wirken sich bei ihnen negativer aus. Interessant ist auch, dass krankmachender Stress bei Frauen oft andere Ursachen hat: Bei Männern stellt die Erwerbstätigkeit meistens einen erheblichen Stressfaktor dar, der durch die Einbindung in eine feste Partnerschaft, wie Studien zeigten, gemildert werden kann. Bei Frauen hingegen erweist sich der Stress, den Partnerschaft und Familie mit sich bringen, eher als Risikofaktor, und eine Erwerbstätigkeit wirkt sich eher protektiv, also schützend aus (evtl. weil sie dadurch mit ihrem Leben zufriedener sind).

Warnzeichen

Die Leitsymptome eines drohenden Infarktes (Schmerzen im Oberkörper mit Ausstrahlung in die Arme, Engegefühl in der Brust und Angstgefühle) können bei Frauen und Männern gleich sein. Jedoch treten bei Frauen häufig noch zusätzliche oder andere Warnzeichen auf: Kurzatmigkeit, ungewöhnliche Müdigkeit und Schwäche, Schlafstörungen, Erbrechen und Schmerzen im Brust-, Schulter- und Nackenbereich.

Da diese Symptome auch durch andere Faktoren verursacht werden können und oftmals uneindeutig sind, kann die sogenannte NAN-Regel (Nase-Arm-Nabel) bei der frühzeitigen Erkennung eines drohenden

Infarktes helfen: Alle plötzlichen Beschwerden zwischen Nase und Nabel einschließlich der Arme, die nicht innerhalb von 15 Minuten von selbst wieder verschwinden, sollten ärztlich abgeklärt werden. Wenn der Hausarzt die Symptome nicht ernst nimmt, sollte gegebenenfalls ein Kardiologe aufgesucht werden.

Wenn Sie im Ruhestand sind und die Beschwerden mit den anderen oben genannten Symptomen einhergehen, wenn Risikofaktoren vorliegen und/oder eine entsprechende Vorgeschichte besteht, sollte sogar der Notarzt gerufen werden. Sich zusammenzureißen und „tapfer" zu sein, kostet nur wertvolle Zeit!

Diagnostik und Therapie

Unterschiede zwischen Männern und Frauen zeigen sich auch in der Aussagekraft der Diagnosemittel. Nichtinvasive Screeningverfahren wie z.B. das Ruhe-EKG, so das Ergebnis des Teams der Kardiologie der Heinrich-Heine-Universität Düsseldorf, sind für das Vorhandensein einer KHK bei Frauen nicht so aussagekräftig wie für Männer. Diskutiert werden auch Geschlechterunterschiede bei der Anatomie und Physiologie des Herzens. Zusätzlich haben die durchschnittlich kleineren Gefäßvolumina von Frauen eine Bedeutung bei allen invasiven Behandlungsverfahren (z.B. die Herzkatheteruntersuchung).

Auch in der medikamentösen Therapie von Herz-Kreislauferkrankungen gibt es geschlechtsbezogene Unterschiede. So wirken Medikamente bei Frauen oft anders als bei Männern. Da lange Zeit Arzneimittel fast nur an Männern getestet wurden, schießt die medikamentöse Behandlung bei Frauen manchmal über das Ziel hinaus. Deshalb sollten folgende Faktoren im Auge behalten werden:

- Die Dosierungen von Herzmedikamenten müssen dem oft geringeren Körpergewicht von Frauen angepasst werden.

- Gerinnungshemmende Medikamente können die Menstruationsblutungen verstärken.
- Betablocker werden mitunter überdosiert, da sie bei Frauen stärker wirken als bei Männern.
- Blutdrucksenkende Medikamente wie Kalziumantagonisten führen bei Frauen häufig zu Wassereinlagerungen in den Beinen.
- Nitrate (Nitrospray gegen Angina pectoris-Schmerzen) rufen bei Frauen häufig Migräne hervor. Die zusätzlich eingenommenen Migränemittel können wiederum zu Spasmen in den Herzkranzgefäßen führen.

Neben der medikamentösen Therapie kann sowohl bei Männern als auch bei Frauen ein ausgewogener Lebensstil und die Reduktion von Risikofaktoren das Infarktrisiko deutlich senken. Auch nach überstandenem Infarkt können sie so selbst die Therapie und Vorbeugung unterstützen. Studien belegen zum Beispiel, dass eine gute Mikronährstoffversorgung durch eine ausgewogene Ernährung bei Frauen noch deutlicher zur Senkung des Infarktrisikos beiträgt als bei Männern. Eine Ergänzung mit Vitaminen, Mineralstoffen und sekundären Pflanzenstoffen sollte speziell auf die Bedürfnisse von Frauenherzen abgestimmt sein.

Das Wichtigste in Kürze

Herz-Kreislauferkrankungen sind bei Frauen und bei Männern Todesursache Nummer 1. Frauen sind nicht weniger, sondern nur 10–15 Jahre später als Männer betroffen. Das Gefahrenpotential wird sowohl von Ärzten als auch von Patientinnen oft unterschätzt. Neben den unveränderlichen Risikofaktoren Alter und Geschlecht spielen auch andere Faktoren, die sich allerdings durch den Lebensstil und Medikamente beeinflussen lassen, eine Rolle: Bluthochdruck, Übergewicht, Rauchen, Diabetes und erhöhte Blutfette. Die Kombination der verschiedenen Faktoren vervielfacht das Risiko.

Die Leitsymptome eines drohenden Infarktes (Schmerzen im Oberkörper mit Ausstrahlung in die Arme, Engegefühl in der Brust und Angstgefühle) können bei Frauen und Männern gleich sein. Bei Frauen treten häufig zusätzliche oder andere Warnzeichen auf, z. B. Kurzatmigkeit,

ungewöhnliche Müdigkeit und Schwäche, Schlafstörungen, Übelkeit und Erbrechen, Schmerzen zwischen den Schulterblättern, im rechten Arm und Nackenbereich und brennende Brustschmerzen (auch wenn sie nicht in den linken Arm ausstrahlen).
Auch in der Diagnostik und medikamentösen Therapie von Herz-Kreislauferkrankungen gibt es geschlechtsbezogene Unterschiede.

Wenn der Taktgeber streikt – Annemarie* erzählt vom Rhythmus ihres Lebens vor und nach dem Herzinfarkt

(*Name der Patientin geändert)

„Es war wie ein Rhythmus in meinem Leben, gegen den ich gearbeitet habe. Erst als mein Herz vollkommen aus dem Takt kam, hörte ich ihm zu", sagt Annemarie heute. Es geschah nachts um 2 Uhr: Von hinten schießt ihr ein Schmerz in den Rücken. Kerzengerade sitzt sie im Bett.

Annemarie blickt in die Dunkelheit ihres Schlafzimmers – alles um sie herum ist schwarz und vor allem so still. Sie hört nur ihren Atem, horcht in sich hinein – irgendetwas scheint anders. Nur was? Sie weiß es nicht.

„Ich ging am nächsten Tag wieder ins Büro", sagt die ehemalige Börsenmaklerin. „Ich habe die Zeichen ignoriert. Was nicht sein durfte, durfte eben nicht sein." Auch an diesem Tag sah sie die vielen Zahlenreihen vor ihren Augen herunterlaufen, spürte die vielen Füße auf dem Börsenparkett herumscharren, hörte die unzähligen Stimmen durch den Raum schwirren – immer mit einem unguten Gefühl.

„Damals habe ich meinen ersten Herzinfarkt gehabt", erinnert sich die 60-Jährige. „Und so ein Herzinfarkt kommt nicht von heute auf morgen. Das habe ich auch mittlerweile gelernt." Sie habe ihrem Herzen in den vielen Jahren zuvor einfach nicht zugehört. „Oder besser gesagt, ich wollte nicht zuhören, um nicht ins Grübeln kommen zu müssen." Sie und ihr Mann können keine Kinder bekommen – ein großes Loch in ihrem Leben. Die ständige Betriebsamkeit verscheucht unliebsame Gedanken und Gefühle. Und obwohl das Leben als Börsenmaklerin schon anstrengend genug ist, engagiert sich Annemarie in der Lokalpolitik. Der Tag beginnt morgens um 5:15 Uhr und endet abends um 23 Uhr. Sie fällt jeden Abend todmüde ins Bett. Am Wochenende warten politische Veranstaltungen oder gesellschaftliche Verpflichtungen auf sie. Für Schwächen des Körpers gibt es keine Zeit. „Die Politik war nach Feierabend eben mein Leben. Es gab ja keine Familie, da gehörte mein ganzes Herz dem lokalen Geschehen um mich herum." Und auch da ist Annemarie keine Frau der leisen Töne. Ihre Stimme will sie gehört wissen. Als Fraktionsvorsitzende spielt sie die erste Geige auf der Kreisebene.

Die Folge: Der zweite Herzinfarkt lässt nicht lange auf sich warten. Die Herzkranzgefäße sind dicht, eine Operation ist unumgänglich. Und was kommt dann? Warten auf den nächsten Herzinfarkt, der dann womöglich das Ende bedeutet? Der Zeitpunkt für einen neuen, ruhigeren Takt ist gekommen. „Und dieses neue Leben fing für mich an, als ich in der Naturheilkunde-Klinik an der Herzstudie SAFE-LIFE teilnahm", erinnert sich Annemarie. Dort erhält sie nicht nur die für sie lebenswichtigen Medikamente, sondern lernt ihr Herz und ihren Körper kennen. Die Ärzte und Therapeuten erklärten ihr die medizinischen Zusammenhänge und zeigten, wie Sport, Ernährung, Entspannungsmethoden und Achtsamkeit zu einem herzgesunden Leben gehören. Diese Dinge sind ihr mittlerweile nicht nur sehr vertraut, sondern haben ihr Leben bereichert. Krise als Chance – für Annemarie ist das nicht nur ein Spruch, sondern gelebte Wirklichkeit.

Heute – drei Jahre nach Abschluss der über ein Jahr dauernden Studie – hat Annemarie ihr Leben selbst in die Hand genommen. Täglich arbeitet sie etwa eine Stunde an sich selbst: Sie beginnt morgens mit Kneipp-Güssen, lässt abwechselnd heißes und kaltes Wasser nach einem bestimmten System über den ganzen Körper laufen. Dann kann der Tag beginnen. Ihre Füße wärmt sie, indem sie Rosmarinöl unter die Fußsohlen reibt oder ein Fußbad mit schwarzem Senfmehl macht.

„In der Naturheilkunde-Klinik habe ich viele Zusammenhänge begriffen", sagt Annemarie. Etwa den Zusammenhang zwischen dem inneren und dem äußeren Rhythmus und dass eine Störung ihres inneren Rhythmus durch eine Änderung des äußeren Rhythmus ausgeglichen werden kann. Dieser Rhythmus, der Wechsel zwischen Ruhe und Aktivität, ist auch beim Herz zu spüren: Es schlägt und ruht, schlägt und ruht. „Früher begann das Fernsehprogramm der zwei verfügbaren Sender am späten Vormittag und endete in der Nacht. Heute können wir uns ohne Unterbrechung von Hunderten von Fernsehstationen auf Trapp halten lassen. Das Phänomen der Beschleunigung begegnet uns überall im Alltag, ob auf der Arbeit oder zu Hause“, sagt Annemarie. Da gibt es einfach kaum Pausen.

Auf einmal versteht Annemarie, wie sehr sie sich von der Arbeit hat aufreiben lassen, wie sehr der große Freundeskreis und die politischen Termine zur Belastung geworden sind: Konnte ein Abgeordneter nicht in eine Ausschusssitzung, sprang sie ein. Brauchte ein Kollege Hilfe bei einer Präsentation, blieb sie gerne ein paar Stunden länger im Büro. „Selbst meine Freizeitaktivitäten waren vor meiner Krankheit eher erregend als beruhigend.“

Das Wichtigste für sie ist heute das Entspannen, wenn es auch gleichzeitig eine Herausforderung bleibt. „Am Anfang konnte ich mich überhaupt nicht entspannen.“ Während die anderen beim Yoga in der Klinik ruhig dalagen, zuckten bei ihr die Beine. „Geige spielen lernt der Meister auch nicht an einem Tag, habe ich mir damals Mut gemacht.“ Mit der Zeit zuckten ihre Beine nicht mehr, und ihr Körper konnte in ein entspanntes „Ich bin einfach nur da“ gleiten. Täglich zieht sie sich heute ins Arbeitszimmer auf die Liege zurück. Sie entspannt sich je nach Tagesform oder -laune mit einer anderen Technik: Yoga, Meditation oder eine geführte Visualisierung.

Neben Entspannung hat ein weiterer Aspekt in ihrem Leben Einzug gehalten, den sie nicht für möglich gehalten hätte: Achtsamkeit! In alten Börsenmaklertagen hat sie das Mittagessen verschlungen, ohne es geschmeckt zu haben. Sie hetzte im Auto zur Arbeit, ohne die Nachbarin an der Ecke zu bemerken. Sie saß mit Parteikollegen zusammen, ohne die neue Brille ihres Gegenübers zu registrieren. „Ich hatte das Hier und Jetzt verloren.“ Durch ein Achtsamkeitstraining lernte sie wieder, im Moment zu leben. „Meine Lehrer brachten mir bei, die Aufmerksamkeit des Moments zu erhalten.“ Annemarie kultiviert Achtsamkeit, indem sie Dingen Aufmerksamkeit schenkt, an die sie vorher keine Gedanken verschwendet hat.

Auch ihr Essverhalten hat sich verändert. Tiefkühlpizza & Co. mit all den versteckten Fetten und Konservierungsstoffen kommen bei ihr nicht mehr auf den Tisch. Sie hatte zwar schon immer Spaß am Kochen. Doch anstatt für einen gesellschaftlichen Empfang großen Aufwand zu betreiben, kocht sie jetzt klein, aber fein jeden Tag für sich und ihren Mann. „Ich bin ein großer Fan der mediterranen Küche geworden", sagt sie und schwelgt in Rezepten mit Zucchini, Nudeln und Seelachs. Ein Schälchen Olivenöl mit knusprigem Brot zum Dippen verlockt zum Naschen. „Ich achte sehr auf die gesunden Fette", sagt sie. Mittlerweile ist sie zu einer richtigen Olivenölkennerin geworden. Sie hat sogar eine Ölverkostung organisiert – halbe Sachen sind halt immer noch nicht ihr Ding. Butter und Margarine hat sie aus der Küche verbannt.

Sport ist ein fester Bestandteil ihres Lebens geworden. „Vor dem Berufseinstieg habe ich immer sehr viel Sport getrieben." Schwimmen war eine ihrer Leidenschaften. Doch der Beruf verdrängte das Hobby. Heute würde sie das nicht mehr zulassen. Viel zu sehr genießt sie es, mit dem Fahrrad zu fahren oder ins Wasser zu springen.

Rückblickend sagt sie, dass sie vieles in ihrem Leben wieder genauso machen würde. „Ich bin nun einmal ein lebendiger Mensch. Ruhig in einer Ecke zu sitzen, das ist nichts für mich. Aber es geht auch langsamer, und ich komme trotzdem an." Heute weiß sie, dass das Leben leise Zwischentöne braucht. „Was ich kennengelernt habe, ist keine Wundermedizin." Sie lässt nicht die bereits bestehenden Schäden verschwinden. Doch in der Naturheilkunde-Klinik hat sie gelernt, wie sie ihr Leben nach dem Takt ihres Herzens gestalten kann. Gesundheitserhaltung bedeutet für sie heute vor allem eines: beharrliches Üben an sich selbst – wie ein Meisterschüler, der immer und immer wieder die Tonleiter rauf und runter spielt.

Teil II: Lebensstilveränderung

Kapitel 1: Los geht's ... Oder doch nicht? Grundlagen der Lebensstilveränderung

Die fünf Stufen der Verhaltensänderung

Täglich Sport, sich gesund ernähren und auf regelmäßige Entspannungspausen im Alltag achten, die eigenen Grenzen erkennen und achtsam mit dem Körper umgehen – eigentlich ist ein gesundes Leben ganz einfach, oder? Wer kennt nicht die guten Vorsätze, die nach anfänglicher Begeisterung am Alltag und dem „inneren Schweinehund" scheitern. Alte Gewohnheiten zu verändern, ist eine große Herausforderung, denn die Effekte eines gesunden Lebensstils zeigen sich meist erst nach längerer Zeit konsequenten Durchhaltens. Bei einer Tüte Chips oder einer Tafel Schokolade ist der Lustgewinn dagegen sofort spürbar.

Die Forschung zum Gesundheitsverhalten beschäftigt sich schon länger mit diesem Dilemma und versucht, Strategien zu finden, mit deren Hilfe Gewohnheiten dauerhaft verändert und neue Verhaltensmuster in den Lebensalltag eingebaut werden können.

Man geht davon aus, dass der Mensch auf dem Weg zu einer langfristig erfolgreichen Verhaltensänderung bestenfalls fünf Stufen durchläuft. Am Beispiel der Raucherentwöhnung ist das gut zu erklären.

1. Stufe: Absichtslosigkeit – Sie haben nicht vor, irgendetwas zu ändern: „Ich rauche gerne."
2. Stufe: Absichtsbildung – Sie haben schon einmal über eine Veränderung nachgedacht, aber nichts konkret ins Auge gefasst: „Irgendwann höre ich auf zu rauchen."
3. Stufe: Vorbereitung – Sie haben eine konkrete Vorstellung und sind dabei, alles in die Wege zu leiten. Sie machen Pläne, wie Sie Ihre Ziele

realistisch erreichen können: „Ich höre auf zu rauchen und habe für nächste Woche einen Termin zur Antiraucherberatung vereinbart."
4. Stufe: Handlung – Sie haben mit einer Lebensstilveränderung angefangen, sind aber erst seit ein paar Monaten dabei: „Ich rauche seit drei Monaten nicht mehr, denke aber noch regelmäßig daran."
5. Stufe: Aufrechterhaltung – Sie setzen die neue gesunde Verhaltensweise schon länger als sechs Monate um, und das Neue ist fast zu einer Gewohnheit geworden: „Ich bin seit über einem halben Jahr Nichtraucher/in und kann es mir nicht mehr anders vorstellen."

Wenn eine Lebensstilveränderung sinnvoll erscheint, man damit Erfolg hat und von der sozialen Umgebung unterstützt wird, kann die Veränderung nacheinander diese Stufen durchlaufen. Es ist individuell sehr unterschiedlich, wie lange man in den einzelnen Stufen bleibt, und in jeder Stufe kann es einen Rückschritt in eine vorhergehende Stufe geben. Zudem sind in den verschiedenen Stufen unterschiedliche Strategien nötig, um im Prozess der Lebensstilveränderung voranzukommen.

Die Motivation

Wichtig ist vor allem die Motivation. Wollen Sie wirklich etwas ändern, oder steht hinter diesem Wunsch nur Ihr Arzt, Partner oder Vorgesetzter? Das Wissen um die persönlichen Risiken bestimmter gesundheitsschädlicher Verhaltensweisen reicht meist nicht aus. Sie müssen von der Notwendigkeit und den Vorteilen einer Änderung selbst überzeugt sein. Und vor allem: Trauen Sie sich wirklich zu, auf lange Sicht etwas zu ändern, auch wenn das zunächst mehr Aufwand und Überwindung kostet?

Aus der Forschung weiß man, dass es mit einer hohen Motivation sehr viel wahrscheinlicher ist, ein Verhalten dauerhaft zu verändern. Wer von den Vorteilen des neuen Verhaltens überzeugt ist, ist gleich stärker motiviert, tatsächlich etwas anders zu machen als bisher, und dieses Vertrauen in die eigenen Fähigkeiten stärkt den ganzen Prozess zusätzlich.

Klare, selbst formulierte und erreichbare Ziele

Wenn die Motivation in ausreichendem Maß vorhanden ist, folgt im nächsten Schritt die konkrete Planung: Es müssen klare und vor allem erreichbare Ziele gesetzt werden. Hierbei ist es wichtig, dass Sie selbst Ihre Ziele formulieren, und zwar nach ausführlichem Abwägen aller möglichen Hindernisse von außen, aber auch der „inneren Barrieren". Es ist wichtig, möglichst konkret zu werden, sowohl in den Vorüberlegungen als auch in der Zielformulierung. Nicht „Ab nächste Woche gehe ich regelmäßig joggen", sondern „Montag, Mittwoch und Freitag gehe ich nach der Arbeit eine halbe Stunde zügig spazieren, auch wenn es regnet". Am besten verabreden Sie sich dazu mit Kollegen oder Freunden und nehmen die passende Bekleidung – auch die regenfeste – direkt mit zur Arbeit. Diese „barrierebezogene Strategieplanung", also eine Planung, die alle Eventualitäten berücksichtigt, hat sich in der Praxis bewährt.

Rückfälle in alte Muster

Ein weiterer wichtiger Punkt ist die Vorbeugung eines Rückfalls: Fast alle haben Rückfälle in frühere Verhaltensweisen. Zum Beispiel fällt die im Sommer eingeführte Gewohnheit, regelmäßig spazieren zu gehen, manchmal dem herbstlichen Dauerregen zum Opfer. Solche Rückfälle sind zunächst nicht schlimm und teilweise sogar verständlich. Wichtig ist allerdings der Umgang damit! Denken Sie nicht gleich: „Es hat alles keinen Sinn, ich schaffe es einfach nicht", sondern überlegen Sie, woran es gelegen hat, wie sich solche Ausrutscher künftig vermeiden lassen und wo Sie sich noch mehr Unterstützung holen können. Krisenerfahrungen sind wichtig und können Ihnen helfen, Ihre persönliche Veränderungsstrategie weiter auszuarbeiten. Sie können sich z. B. für die Wintermonate in einem Fitnessstudio anmelden.

Spaß beim neuen Leben

Ein letzter wichtiger Punkt: Vergessen Sie nicht den Spaß bei der Sache! Gesundes Verhalten muss und darf kein Pflichtprogramm oder eine weitere Alltagsbürde sein! Suchen Sie sich aus dem Spektrum gesunder Verhaltensweisen zunächst diejenigen aus, die Ihren Neigungen entgegenkommen und versuchen Sie, die Barrieren möglichst niedrig zu halten. Eine Lebensstiländerung vorzunehmen, heißt immer, eine Gewohnheit zu ändern, und hierzu brauchen unser Körper und unser Geist genügend Zeit. Änderungen im Verhalten brauchen mindestens drei bis sechs Monate, bis sie vom Gehirn nicht mehr als ungewöhnlich und fremd wahrgenommen werden, und erst nach ca. einem Jahr kann man von einer Gewohnheit sprechen, die gefühlsmäßig „normal“ ist.

Im folgenden Kapitel haben Sie die Möglichkeit zu testen, wie es um Ihren ganz persönlichen Lebensstil bestellt ist.

Das Wichtigste in Kürze

Es ist besser, im Vorfeld etwas mehr Zeit zu investieren und zu überlegen, welche neuen Verhaltensweisen man etablieren will (und vor allem, wie!). Wenn Pläne und Ziele zu hoch angesetzt sind, laufen Sie Gefahr, nach kurzer Zeit wieder abzubrechen. Klären Sie folgende Fragen, bevor Sie „zur Tat schreiten“:

- Welches Verhalten möchte/muss ich wirklich ändern (eine Hilfe kann hier der Selbsttest im nächsten Kapitel sein)?
- Wenn es mehrere Verhaltensbereiche sind: Mit welchem fange ich an?
- Was sind die Vorteile des neuen Verhaltens (z. B.: Ich unternehme selbst etwas, um einen erneuten Infarkt zu vermeiden! Ich fühle mich besser!)?
- Was könnte mich daran hindern, das neue Verhalten dauerhaft in meinen Alltag zu integrieren (z. B.: Die Familie ist dagegen, die Ernährung umzustellen)?
- Wer oder was kann mich dabei unterstützen, das neue Verhalten durchzuhalten (z. B. mein Partner, der mit mir abends spazieren geht)?

Wichtig

Versuchen Sie vor allem, eine positive Einstellung zu den neuen Verhaltensweisen zu entwickeln und diese nicht von vornherein nur als Pflichtprogramm zu betrachten. Das wird Ihnen den Einstieg in neue Verhaltensweisen deutlich erleichtern! Und verlieren Sie bei einem Rückfall in alte Gewohnheiten nicht direkt den Mut: Ausrutscher gehören dazu. Man braucht Zeit, bis aus neuen Verhaltensweisen feste Gewohnheiten werden.

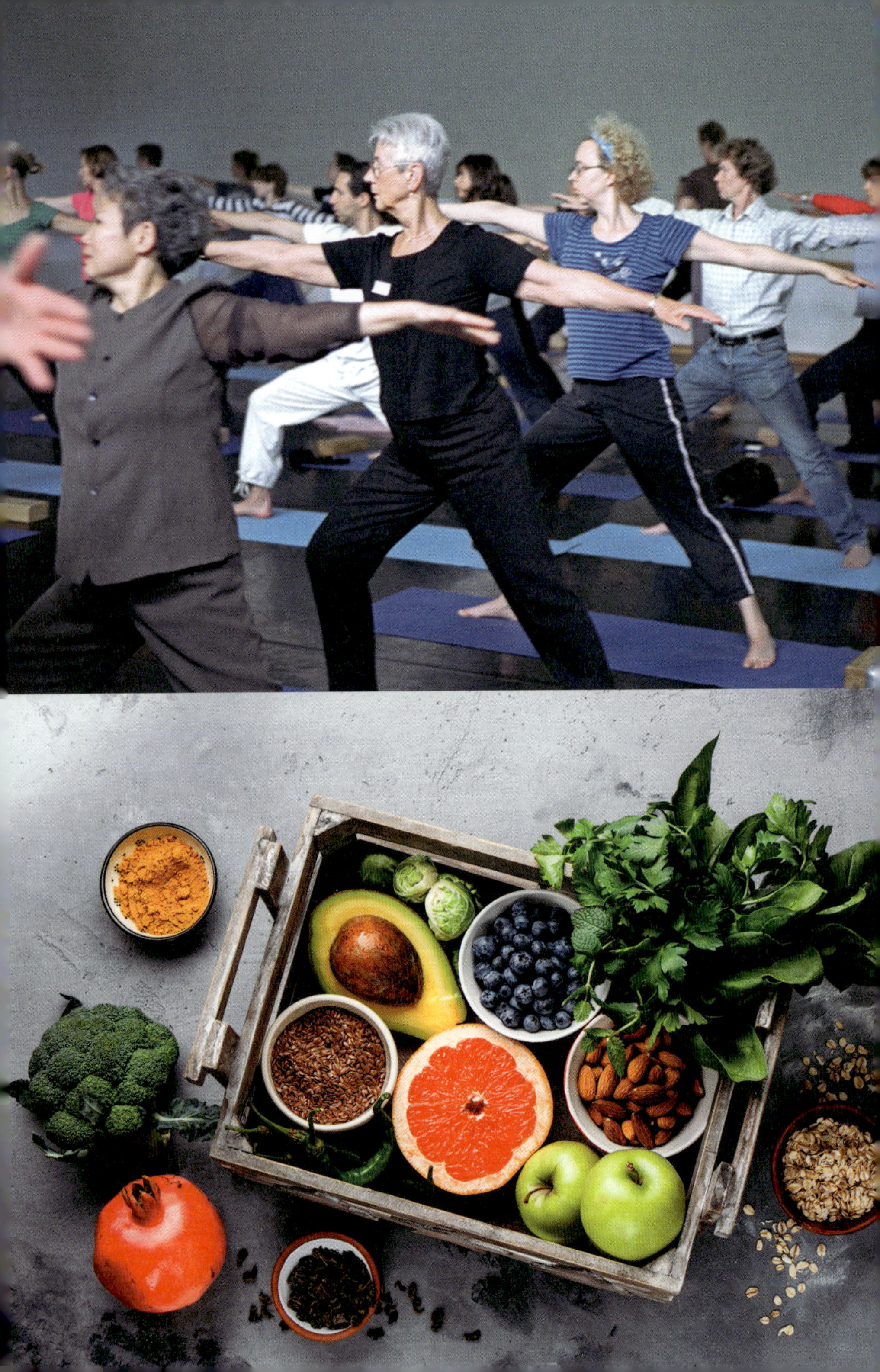

Kapitel 2: Selbsttest: Wie gesund ist mein Lebensstil?

Der kurze Selbsttest in diesem Kapitel soll das Identifizieren von Verbesserungsmöglichkeiten erleichtern. Der Test hat keinen Anspruch auf Vollständigkeit und kann natürlich keineswegs die Analyse und Ratschläge eines Fachmannes ersetzen. Er soll Ihnen einfach zeigen, wo Sie gerade stehen und erste Hinweise darauf geben, wo Handlungsbedarf besteht. Es ist weder gut noch nützlich, alles auf einmal zu ändern. Selbst wenn Sie in mehreren Bereichen Defizite bzw. Veränderungspotential entdecken, sollten Sie schrittweise vorgehen und sich zunächst auf einen Bereich (der Ihnen am dringlichsten erscheint oder bei dem Sie die meiste Lust auf Veränderung verspüren) beschränken.

Testen Sie sich selbst

Ernährung

1. An wie vielen Tagen in der Woche essen Sie mindestens zwei Einheiten Obst? (eine Einheit ist ein Apfel, eine Banane, zwei Hände voll Beeren usw.)

Tage	Punkte
sieben	4
fünf bis sechs	3
drei bis vier	2
ein bis zwei	1
nie	0

2. An wie vielen Tagen in der Woche essen Sie eine Mahlzeit, die mindestens zu einem Drittel aus Gemüse besteht?

Tage	Punkte	
sieben	4	Ernährung
fünf bis sechs	3	
drei bis vier	2	
ein bis zwei	1	
nie	0	

3. An wie vielen Tagen in der Woche essen Sie Vollkornprodukte?

Tage	Punkte	
sieben	4	Ernährung
fünf bis sechs	3	
drei bis vier	2	
ein bis zwei	1	
nie	0	

4. An wie vielen Tagen in der Woche essen Sie Fleisch?

Tage	Punkte	
sieben	0	Ernährung
fünf bis sechs	1	
drei bis vier	2	
ein bis zwei	3	
nie	4	

5. An wie vielen Tagen in der Woche essen Sie fettreiche Lebensmittel wie Kuchen, Wurst, Pommes oder Pizza?		
Tage	Punkte	Ernährung
sieben	0	
fünf bis sechs	1	
drei bis vier	2	
ein bis zwei	3	
nie	4	

Summe Ernährung: ______________

Bewegung

1. Wie viele Minuten pro Woche praktizieren Sie eine Form von Ausdauer-Bewegung, z. B. Spazierengehen, Laufen, Schwimmen oder Fahrradfahren?		
Minuten/Woche	Punkte	Bewegung
mehr als 120 Min.	4	
60–120 Min.	3	
30–60 Min.	2	
0–30 Min.	1	
nie	0	

2. Praktizieren Sie zusätzlich regelmäßig (mindestens einmal in der Woche) z. B. Gymnastik, Yoga oder Qigong?		
	Punkte	Bewegung
Ja	2	
Nein	0	

3. Üben Sie eine überwiegend sitzende Tätigkeit aus? Falls Sie nicht berufstätig sind: Verbringen Sie Ihren Alltag überwiegend sitzend?

	Punkte	Bewegung
Nein	2	
Ja	0	

4. An wie vielen Tagen in der Woche integrieren Sie Bewegung in den Alltag (Treppe statt Fahrstuhl, Fahrrad statt Auto)?

Tage	Punkte	Bewegung
sieben	4	
fünf bis sechs	3	
drei bis vier	2	
ein bis zwei	1	
nie	0	

Summe Bewegung: ______________

Naturheilkundliche Selbsthilfestrategien

1. An wie vielen Tagen in der Woche führen Sie eine Wasseranwendung nach Kneipp durch, z. B. kalte oder warme Fußbäder oder Armbäder, Güsse, Wassertreten?

Tage	Punkte	Selbsthilfestrategien
sieben	4	
fünf bis sechs	3	
drei bis vier	2	
ein bis zwei	1	
nie	0	

2. Wenden Sie für andere Erkrankungen (z. B. Erkältungen) Heilkräuter oder bestimmte Nahrungsergänzungsmittel an?

	Punkte	
Ja	2	Selbsthilfe-strategien
Nein	0	

3. Gönnen Sie sich regelmäßig Massagen, Saunabesuche oder Urlaube mit gesundheitsfördernden Aktivitäten?

	Punkte	
Ja	2	Selbsthilfe-strategien
Nein	0	

Summe Naturheilkundliche Selbsthilfestrategien: ________________

Umgang mit Stress und Belastungen

1. An wie vielen Tagen in der Woche gönnen Sie sich bewusst kleine Verschnaufpausen im Alltag, z. B. einen Mittagsschlaf?

Tage	Punkte	
sieben	4	Umgang mit Stress und Belastungen
fünf bis sechs	3	
drei bis vier	2	
ein bis zwei	1	
nie	0	

2. Wie oft haben Sie das Gefühl, in negativen Gedankenkreisen (Sorgen und Ängste) gefangen zu sein?		
	Punkte	Umgang mit Stress und Belastungen
nie	4	
selten	3	
ab und zu	2	
oft	1	
immer	0	

3. An wie vielen Tagen in der Woche führen Sie Entspannungsübungen durch, z. B. Autogenes Training, Muskelentspannung nach Jacobson oder Meditationsformen?		
Tage	Punkte	Umgang mit Stress und Belastungen
sieben	4	
fünf bis sechs	3	
drei bis vier	2	
ein bis zwei	1	
nie	0	

4. An wie vielen Tagen in der Woche haben Sie das Gefühl, überlastet zu sein?		
Tage	Punkte	Umgang mit Stress und Belastungen
sieben	0	
fünf bis sechs	1	
drei bis vier	2	
ein bis zwei	3	
nie	4	

Summe Umgang mit Stress und Belastungen: ______________

Auswertung

Punkte	Ergebnis Ernährung
0–5	Sie haben deutliche Ernährungsdefizite und sollten in diesem Bereich unbedingt etwas ändern.
6–10	Erste Ansätze für eine gute Ernährung sind vorhanden, aber es gibt noch deutlichen Veränderungsbedarf.
11–15	Sie sind auf dem richtigen Weg zu einer ausgewogenen Ernährung. Informieren Sie sich, wie Sie diese optimieren können.
16–20	Super! Ihre Ernährung scheint herzgesund zu sein. Vielleicht können wir Ihnen noch weitere Anregungen geben.

Punkte	Ergebnis Bewegung
0–2	Sie haben einen deutlichen Bewegungsmangel und sollten in diesem Bereich unbedingt etwas ändern.
3–7	Sie versuchen, etwas Bewegung in Ihr Leben zu integrieren, aber es gibt Veränderungsbedarf. Überlegen Sie, welche zusätzliche Bewegung Sie interessieren könnte und wie Sie diese in Ihren Alltag einbauen können.
8–12	Gratulation! Sie bewegen sich ausreichend. Vielleicht können wir Ihnen noch interessante Alternativen oder Ergänzungen aufzeigen.

Punkte	Ergebnis Naturheilkundliche Selbsthilfestrategien
0–1	Sie nutzen zur Zeit gar nichts aus dem Bereich der naturheilkundlichen Selbsthilfestrategien und lassen damit eine Chance ungenutzt, selbst Ihre Gesundheit positiv zu unterstützen.
2–5	Sie integrieren einige Elemente aus dem Bereich der naturheilkundlichen Selbsthilfestrategien in Ihren Alltag. Vielleicht können Sie diese noch ergänzen.
6–8	Toll! Sie tun eine Menge, um Ihre Gesundheit mit einfachen Mitteln aus der Natur zu unterstützen.

Punkte	Ergebnis Stress und Belastungen
0–4	Sie haben zu wenig Entspannungsmomente im Alltag und sollten in diesem Bereich unbedingt etwas ändern.
5–8	Erste Ansätze sind vorhanden, aber es wäre ratsam, mehr Entspannungselemente regelmäßig in Ihren Alltag einzubauen.
9–12	Sie versuchen, Entspannung in Ihren Alltag zu integrieren. Sehr gut! Informieren Sie sich, wie Sie dies noch verbessern können.
13–16	Prima! Sie scheinen für ausreichend aktive Entspannung zu sorgen. Weiter so!

Es ist für Ihre Motivation natürlich wichtig zu wissen, was Sie davon haben, wenn Sie gewohnte Verhaltensweisen ändern und durch neue ersetzen. Deshalb haben wir für Sie auf der Basis von wissenschaftlichen Erkenntnissen Informationen zu gesunden Verhaltensweisen in den verschiedenen Lebensbereichen zusammengestellt und beantworten damit auch gleich die nächste Frage, die sich Ihnen stellen wird, nämlich „Wie sieht ein gesundes Verhalten in den einzelnen Lebensbereichen aus?“

Im Folgenden behandeln wir nacheinander die Bereiche herzgesunde Ernährung, herzgesunde Bewegung, naturheilkundliche Selbsthilfestrategien und herzgesunder Umgang mit Stress und Belastungen.

Kapitel 3: Herzgesunde Ernährung

Ein kurzer Überblick

Die Sieben-Länder-Studie

Die Geschichte der herzgesunden Ernährung beginnt vielleicht mit dem amerikanischen Ernährungsforscher Ancel Keys (1904–2004), der in den 1950er Jahren einen Zusammenhang zwischen der Ernährungsweise und der Entstehung von Herz-Kreislauferkrankungen erkannte. Auf der Grundlage der Ergebnisse seiner legendär gewordenen Sieben-Länder-Studie postulierte er, dass das Ernährungsübel Nr. 1 das Fett sei, vor allem die gesättigten Fette. Lange Zeit bezog man sich auf die Forschung von Keys, wenn man für Herzpatienten und auch zur gesundheitlichen Vorbeugung „Low Fat" propagierte. Und so entstanden ein regelrechter Hype um schädigende Fette und ein Geldsegen für die Ernährungsindustrie. Der englische Ernährungswissenschaftler John Yudkin (1910–1995) erkannte schon früh Mängel in Keys' Forschung und identifizierte die Kohlenhydrate, vor allem (weißen) Zucker, als ebenfalls herzschädigende Lebensmittel. Heute steht nicht das gesättigte Fett per se auf dem Index, man warnt vielmehr vor größeren Verzehrmengen. Zudem wird differenziert zwischen gesunden und ungesunden Fetten. Beim (weißen) Zucker hingegen sind sich die Experten einig: Eine herzgesunde Ernährung kommt ohne ihn aus.

Die Lyon Diet Heart Study

Im Jahr 1999 wurde der Abschlussbericht der Lyon Diet Heart Study veröffentlicht. De Lorgeril et al. verglichen in dieser Untersuchung die von Ancel Keys propagierte Mittelmeer-Kost mit der in Europa und USA empfohlenen fettarmen Ernährung nach einem Infarkt. Die Ergebnisse waren so eindeutig zugunsten der Mittelmeer-Kost, dass die Studie vorzeitig abgebrochen wurde, um allen Herzpatienten die schützende Mittelmeer-Ernährung nicht vorzuenthalten!

Die Planetary Health Diet

Gesundheitlich sinnvoll und gleichzeitig nachhaltig soll auch die sogenannte Planetary Health Diet sein. Dieser 2019 von der EAT-Lancet-Kommission vorgestellte Ernährungsplan empfiehlt Obst und Gemüse, Vollkornprodukte, Hülsenfrüchte, Nüsse und ungesättigte Fette. Ergänzt wird der Speiseplan durch sehr geringe Mengen Fisch sowie Geflügel, während beispielsweise stärkereiche Gemüsearten wie Kartoffeln, Milchprodukte, rotes Fleisch, Zucker und gesättigte Fette eine möglichst untergeordnete Rolle spielen sollen.

Die Ernährung nach Valter Longo

Bestätigt wird diese Ernährungsweise auch von dem Neurobiologen Valter Longo, der mit seinen Ernährungsplänen ein langes Leben verspricht. Longo empfiehlt eine weitgehend vegane Ernährung, die ab und zu durch Fisch und Meeresfrüchte angereichert ist. Die Über-65-Jährigen sollten zum Erhalt der Muskulatur mehr Proteine verzehren und ihren Speiseplan durch pflanzliches Protein ergänzen. Gesättigte Fette und Zucker werden reduziert, Vollkorn und frisches Obst und Gemüse dürfen reichlich verzehrt werden.

Die Vollwert-Ernährung

Ein bekanntes Konzept von Vollwert-Ernährung stammt von den Ernährungswissenschaftlern Claus Leitzmann, Karl von Koerber und Thomas Männle. Sie beschreiben in ihrem gleichnamigen Werk die Vollwert-Ernährung idealerweise als genussvoll und bekömmlich. Die Vollwert-Ernährung propagiert möglichst naturbelassene Nahrungsmittel und verzichtet auf Konservierungsstoffe oder andere künstliche Zusatzstoffe. Ziel dieser Ernährungsform ist es, den Körper mit der Menge an Nährstoffen, Vitaminen und Spurenelementen zu versorgen, die er braucht, um gesund und leistungsfähig zu bleiben. Die Vollwerternährung ist eine vorwiegend vegetarische Ernährung mit möglichst geringen Mengen an Fleisch, Fisch, Geflügel und Ei. Hochwertige Eiweiße werden aus Hülsenfrüchten, Kartoffeln sowie geeigneten Milch- und Sojaprodukten aufgenommen. Hinzu kommen ökologische und sozial nachhaltige Grundsätze: Wir bevorzugen

- ökologisch erzeugte Lebensmittel,
- regionale und saisonale Erzeugnisse,
- umweltverträglich verpackte Produkte und
- fair erzeugte und gehandelte Lebensmittel.

Die DASH-Ernährung

Die DASH-Ernährung (Dietary Approaches to Stop Hypertension) wurde speziell für Bluthochdruckpatienten entwickelt. Ihre Grundregeln erinnern nicht ohne Grund an die Vollwert-Ernährung: Viel Obst und Gemüse (Versorgung mit Kalium und sekundären Pflanzenstoffen), fettarme Produkte, Vollkorn und Nüsse, Geflügel und Fisch, kein rotes Fleisch, kein Zucker (Softdrinks, Süßigkeiten), wenig Salz.

Dabei kann die Auswahl des vielfältigen Obst- und Gemüseangebotes jeweils nach Geschmack und Verträglichkeit variabel sein. Es können alle frischen, gefrorenen oder getrockneten Früchte verwendet werden. Es wird empfohlen, den Anteil von Milchprodukten auf drei Portionen über den Tag zu verteilen, wobei fettarme Produkte den Vorzug haben sollten. Getreide wird in Form von Vollkornbrot und Vollkorn-Cerealien (Körner, Müsli) verzehrt. Diese Produkte bewirken eine Anreicherung der Nahrung mit Vitamin B und besitzen einen hohen Anteil an Ballaststoffen – das macht sie so nützlich.

Mediterran genießen – auch in Deutschland

Als Verdienst von Ancel Keys kann in jedem Fall gewertet werden, dass er die Mittelmeer-Kost als besonders herzfreundlich erkannte: reichlich Obst und Gemüse, viel Olivenöl, Fisch und Milchprodukte als Basis der Ernährung.

Man vermutet, dass besonders der hohe Anteil an Alpha-Linolensäure und Antioxidanzien aus dem Öl, dem Fisch und den frischen Lebensmitteln zu den positiven Auswirkungen auf das Herz führt. Die Lebensmittel der traditionellen mediterranen Kost stammen vorwiegend aus der Region und werden entsprechend der Jahreszeit zusammengestellt. Die Hauptbestandteile sind:

- pflanzliche Lebensmittel wie frisches Gemüse, Salate und Obst,
- reichlich Vollkorngetreide und Vollkornnudeln, Kartoffeln,
- reichlich Hülsenfrüchte,
- Nüsse und Samen,
- reichlich Olivenöl für Salat und zum Braten,
- gelegentlich Fisch, Fleisch nur selten,
- gesäuerte Milchprodukte und Käse,
- reichlich Gewürze sowie Knoblauch und Zwiebeln.

Viele Gerichte mit diesen Grundzutaten lassen sich auch in kurzer Zeit und ohne den Einsatz von Fertigprodukten schmackhaft auf den Tisch bringen: ein Tomatensalat mit frischem Basilikum, geröstete Brotscheiben mit etwas Knoblauch und Olivenöl beträufelt, ein wenig buntes Gemüse mit Olivenöl in der Pfanne geschmort – lassen Sie Ihrer Phantasie freien Lauf!

Grundregeln einer herzgesunden mediterranen Vollwert-Ernährung

Es gibt ein paar Grundregeln, die die tägliche Kost herzgesund machen. Dabei geht es nicht um einzelne Lebensmittel, nicht um kompliziertes Berechnen oder Abwiegen, sondern um eine Ernährungsweise mit einer ausgewogenen Mischung an Lebensmitteln.

Bei den Fetten geht es nicht in erster Linie um eine Reduzierung, sondern um die Fettqualität. Der Anteil gesättigter Fettsäuren in der Nahrung soll sinken, stattdessen werden mehr ungesättigte, bevorzugt einfach ungesättigte Fettsäuren, verzehrt. Zudem werden vermehrt Lebensmittel mit hohem Gehalt an Omega-3-Fettsäuren in den Speiseplan eingebaut (Näheres wird weiter unten ausgeführt).

Ein weiterer Grundsatz betrifft die pflanzliche Nahrung: Zur herzgesunden Ernährung gehören reichlich pflanzliche Produkte wie Gemüse, Obst, Getreidevollkornprodukte, Hülsenfrüchte und Nüsse, wenig Zucker und Weißmehlprodukte.

Damit wäre eigentlich schon alles gesagt. Aber wir möchten Ihnen gerne genauer erklären, warum es gut ist, an der Ernährung etwas zu ändern und wie diese Empfehlungen in die Praxis umgesetzt werden können, denn gerade im Bereich Ernährung tauchen viele Unsicherheiten auf. Ernährungsumstellung – das klingt nicht gerade appetitanregend und eher nach Diät und Verzicht. Ist es aber gar nicht!

Fette und Öle

Wissenswertes zum Thema Fett

In keinem anderen Lebensmittel liegt die Energie so konzentriert vor wie im Fett: Mit rund 9 kcal pro Gramm enthält es doppelt so viel Energie wie die gleiche Menge Eiweiß oder Kohlenhydrate. In Mangelzeiten konnte Fett früher als Energieträger das menschliche Überleben sichern. Heute ist bei unserem überreichen Nahrungsangebot und gleichzeitig weniger körperlicher Aktivität diese Funktion nicht mehr erforderlich und sogar eher schädlich. Zu viel Fett – auch in Verbindung mit einer zuckerreichen Kost – birgt das Risiko von Übergewicht mit seinen gesundheitlichen Risiken. Übergewichtige Menschen leiden häufiger an Herz-Kreislauferkrankungen, Schlaganfall, Herzinfarkt, Diabetes mellitus Typ II, Fettstoffwechselstörungen, Gicht und sogar Krebs als Normalgewichtige.

Dennoch braucht der Mensch Fett. Denn Fett dient dem Körper nicht nur als Energiequelle, sondern auch als Lieferant für lebensnotwendige (essenzielle) Fettsäuren. Außerdem verbessert es die Aufnahme der fettlöslichen Vitamine A, D, E und K. Zudem benötigt der Körper Fett als Baumaterial für Körperzellen, als Wärmedämmung und zum Schutz der inneren Organe.

Die Grundbausteine der Fette sind die Fettsäuren, die auch für die speziellen Eigenschaften des Fettes zuständig sind. Man unterscheidet gesättigte von ungesättigten und mehrfach ungesättigten Fettsäuren.

Die Fettqualität

Ehemals gingen die Empfehlungen dahin, insgesamt möglichst fettarm zu essen. Aktuell weiß man, dass ungesättigte Fettsäuren, und zwar besonders die einfach ungesättigten, sogar herzschützend wirken. Es kommt also darauf an, die Fettqualität (d. h. die Zusammensetzung des Fettes) gezielt zu verändern und nicht darauf, extrem fettarm zu essen. In der mediterranen Kost liegt die Fettmenge bei etwa 35 % der Kalorien. Bei einem durchschnittlichen Verbrauch von 2000 bis 2500 Kalorien sind das ca. 80 bis 100 Gramm Fett täglich. Im Gegensatz zu einer fettarmen Ernährung entspricht dies eher unseren Verzehrgewohnheiten.

> Flüssige Fette enthalten mehr ungesättigte Fettsäuren. Je fester Fette sind, desto mehr gesättigte Fettsäuren sind darin enthalten, beispielsweise in den meisten tierischen Fetten, aber auch in Kokos- oder Palmkernfett.

Gesättigte Fettsäuren

Im Vergleich zu allen anderen Nahrungsfaktoren bewirken die gesättigten Fettsäuren die mit Abstand stärkste Erhöhung der LDL-Konzentration im Blut. Die Experten sind sich einig, dass die meisten Menschen in Industrieländern zu viele gesättigte Fettsäuren verzehren, nämlich 15 % statt der empfohlenen maximal 10 % der gesamten Kalorienzufuhr. Sie sind vor allem in den sogenannten „versteckten Fetten“ in Wurst, fettem Käse,

Butter, Sahne, fettreichen Süßigkeiten, Backwaren, Fertiggerichten und Snacks enthalten. Man schätzt, dass etwa zwei Drittel des gesamten Nahrungsfettes auf diese Weise aufgenommen werden. Wird die Zufuhr von gesättigten Fettsäuren verringert, dann sinkt auch das Herzinfarktrisiko.

Transfettsäuren

Transfettsäuren entstehen bei der industriellen Fetthärtung und beim starken Erhitzen pflanzlicher Öle. Sie finden sich aber auch in Milchprodukten. Sie erhöhen nicht nur das schädigende LDL und die Triglyceride im Blut, sondern senken darüber hinaus den Anteil an schützendem HDL. Das macht sie nach neueren Forschungsergebnissen zu einem noch größeren Risiko für koronare Herzkrankheiten als gesättigte Fettsäuren, wenn sie in gleicher Menge aufgenommen werden. Sie kommen vor allem in Chips, Gebäck, Fertiggerichten, Blätterteiggebäck und in frittierten Lebensmitteln vor. Aufgrund von neuen Forschungsergebnissen wurde in der industriellen Fertigung der Anteil an Transfettsäuren mittlerweile reduziert.

Empfehlenswerte Fette

Pflanzliche Öle sollten den Hauptanteil des Fettes ausmachen, das Sie verwenden. Unter den Pflanzenölen gelten Leinöl, Raps- und Olivenöl als besonders wertvoll, denn sie sind reich an einfach und mehrfach ungesättigten Fettsäuren. Aber auch Sojaöl, Weizenkeimöl, Senföl und Nussöle sind gesund. Am besten setzen Sie diese Speiseöle je nach Geschmack und Verwendungszweck ein, denn jedes hat seine ganz eigenen Vorteile. Olivenöl enthält aus der Gruppe der sekundären Pflanzenstoffe die Polyphenole, die u. a. antioxidativ wirken und den Angriff freier Radikale abwehren. Rapsöl trägt mit seinem hohen Gehalt an Alpha-Linolensäure zur Versorgung mit herzschützenden Omega-3-Fettsäuren bei. Vor allem Olivenöl eignet sich für die kalte und die warme Küche.

Freie Radikale sind Formen von Sauerstoff, die z. B. bei der Atmung im Körper entstehen. Sie sind eigentlich nützlich, da sie Mikroorganismen abwehren und Fremdsubstanzen abbauen. Wenn aber die Zahl der freien Radikale stark zunimmt (z. B. durch Umweltgifte, Rauchen oder zu starke Sonneneinstrahlung), helfen sie den Giften sogar, sich im Körper auszubreiten. Freie Radikale sind vor allem für den Alterungsprozess zuständig, sie lassen die Zellen „rosten".
Man vermutet außerdem, dass sie bei der Entstehung schwerer chronischer Erkrankungen eine Rolle spielen.
Als Schutzfunktion gegen den Angriff der freien Radikale auf die Zellen stehen dem Körper Substanzen zur Verfügung, die antioxidativ wirken und Radikalfänger oder Antioxidanzien heißen. Radikalfänger kann man unterstützend zu sich nehmen, um gesund zu bleiben. Die wichtigsten sind Vitamin C, Vitamin E, Beta-Carotin, Zink, Selen und Glutathion.

Je höher der Anteil an mehrfach ungesättigten Fettsäuren ist, desto empfindlicher sind die Öle gegenüber Hitze, aber auch gegenüber Sauerstoff und Licht. Bewahren Sie daher Öle in angebrochenen Behältnissen gut verschlossen und dunkel auf, am besten im Kühlschrank.

Verwendung von Fetten

Der wichtigste Unterschied zwischen kaltgepressten (nativen) und raffinierten Speiseölen ist der geschmackliche und optische Eindruck. Kaltgepresste Öle enthalten viele Stoffe aus dem Fruchtfleisch oder dem Samen der Ölpflanze. Das verleiht ihnen ein charakteristisches Aroma und eine intensive Färbung. Allerdings sind sie labiler als raffinierte Öle und sollten nicht zu stark erhitzt werden. Olivenöl ist eine Ausnahme und kann auch erhitzt werden.

Raffinierte Öle lassen sich hoch erhitzen, sind neutral im Geschmack und relativ lange haltbar. Bei der Herstellung werden sie in verschiedenen chemischen und physikalischen Prozessen bearbeitet, bei denen unter

Umständen gesundheitsschädliche Verunreinigungen entstehen. Für eine gesunde Vollwerternährung können sie nicht empfohlen werden. Greifen Sie besser zu besonderen Bratölen aus dem Bio-Handel. Sie bestehen meist aus einer Mischung von Sonnenblumen-, Raps- und Olivenölen, die durch eine besondere Züchtung einen hohen Ölsäureanteil haben und bis 200 Grad erhitzbar sind.

Wählen Sie bei der Zubereitung der Speisen die Temperaturen nur so hoch wie erforderlich, denn höheres Erhitzen lässt das Lebensmittel in aller Regel nicht schneller garen und führt lediglich dazu, dass wertvolle Inhaltsstoffe verloren gehen. Stellen Sie Ihre Herdplatte zu Beginn nur auf die Hälfte der maximalen Leistung ein und warten Sie dafür ein wenig länger, bis sich Topf oder Pfanne erhitzt haben.

Lein- und Walnussöl sind besonders reich an Omega-3-Fettsäuren, Weizenkeimöl enthält viel Vitamin E. Diese wertvollen Öle sollten Sie nur in der kalten Küche verwenden und in kleinen Mengen einkaufen.

Butter oder Margarine?

Pflanzenmargarine enthält in der Regel weniger gesättigte Fette als Butter und ist cholesterinfrei. Trotzdem sollten Sie bei sparsamer Verwendung von Streichfett am besten Ihren Geschmack entscheiden lassen. Wählen Sie möglichst hochwertige Margarinesorten mit der Kennzeichnung „reich an mehrfach ungesättigten Fettsäuren“ und „frei von gehärteten Fetten“ bzw. Diät- und Reformmargarinen, denn sie enthalten fast keine Transfettsäuren. Häufig kann man auch ganz auf Streichfett verzichten bzw. einen pflanzlichen Aufstrich, Quark oder Frischkäse wählen. In der mediterranen Küche wird Brot eher dazu verwendet, mit Olivenöl verfeinerte Öl-Essig-Dressings oder Soßen aufzutunken und wird ganz ohne Aufstrich gegessen.

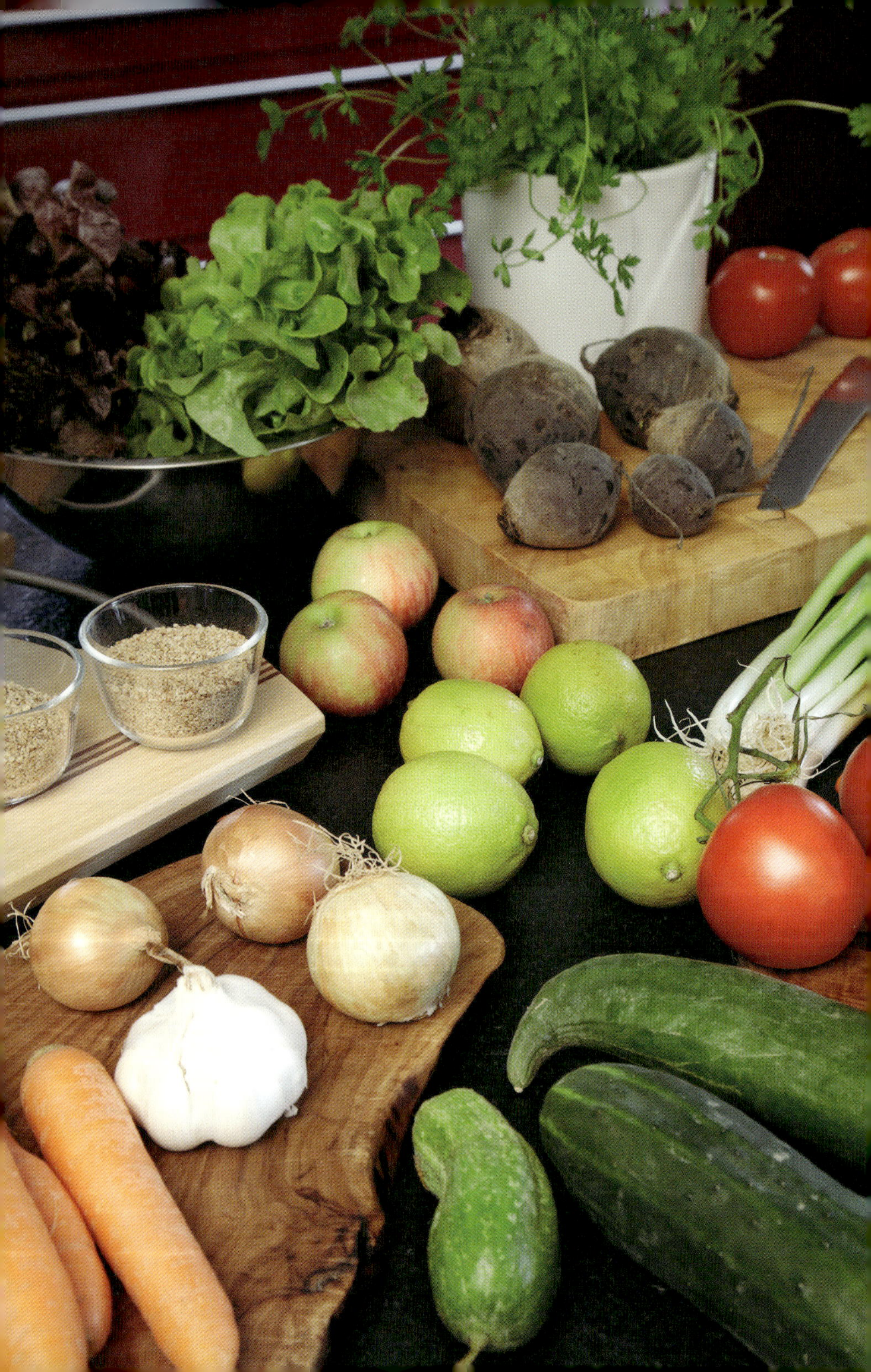

Obst und Gemüse

Ein hoher Anteil von Obst und Gemüse in der täglichen Nahrung gilt zahlreichen wissenschaftlichen Studien zufolge als besonders gesundheitsfördernd.

Sekundäre Pflanzenstoffe

Inzwischen weiß man, dass Pflanzen weitaus mehr zu bieten haben als Vitamine und Mineralstoffe. Insgesamt sind etwa 30 000 verschiedene sekundäre Pflanzenstoffe (bioaktive Substanzen) bekannt, ihre tatsächliche Zahl wird noch weitaus höher geschätzt. Pflanzen produzieren diese Stoffe im eigenen Interesse. Mit ihrer Hilfe können sie sich vor Schädlingen, Krankheiten oder UV-Strahlen schützen. Sie nutzen sie aber auch zur Photosynthese und als Lockstoffe. Für Menschen ist der Verzehr sekundärer Pflanzenstoffe förderlich, weil sie das Wachstum von Bakterien und Viren hemmen, das Immunsystem stärken und das Herz-Kreislaufsystem schützen. Auch den Cholesterinspiegel, die Blutzuckerwerte und den Blutdruck können sie günstig beeinflussen. Ihre krebshemmende Wirkung ist besonders hervorzuheben.

Viele sekundäre Pflanzenstoffe können wir mit unseren Sinnesorganen wahrnehmen, d. h. wir können sie sehen, riechen und schmecken. Sichtbar sind unter anderem die Carotinoide in rot-gelben Gemüsearten, zum Beispiel das Beta-Carotin in Karotten, Kürbis oder Aprikosen und das Lycopin aus Tomaten, Wassermelonen oder roten Grapefruits. Menschen mit einem hohen Beta-Carotingehalt im Blut erkranken seltener an Herz-Kreislauferkrankungen und an Krebs.

Für den typischen Geruch und Geschmack von Zwiebeln und Knoblauch sind schwefelhaltige Verbindungen verantwortlich. Sie entfalten vor allem antimikrobielle Wirkungen. Auch die charakteristische Geschmacksausprägung von Kohlarten, Rettich, Kresse und Senf ist durch sekundäre Pflanzenstoffe bedingt. Die darin enthaltenen Glukosinolate gelten als krebsvorbeugend.

Radikalfänger (Antioxidanzien)

Experten vermuten, dass die freien Radikale, reaktionsfreudige chemische Verbindungen, an der Entstehung von Herz-Kreislauferkrankungen und Krebs beteiligt sind. Gut erforscht ist die Beteiligung von freien Radikalen an der Entstehung der Arteriosklerose, denn die gefürchteten Ablagerungen in den Blutgefäßen sind letztendlich eine Folge der Oxidation von LDL durch freie Radikale. Radikalfänger bzw. Antioxidanzien sind in der Lage, Oxidationsprozesse durch freie Radikale zu verhindern. Im Vergleich zu tierischen Lebensmitteln enthalten pflanzliche Lebensmittel deutlich mehr antioxidativ wirkende Inhaltsstoffe, z. B. Vitamin C, Carotinoide und Flavonoide. Und Vitamin E schützt die Fette und Öle außerdem davor, ranzig zu werden.

Folsäure

Der Folsäure kommt in der Präventivmedizin eine besondere Bedeutung zu. Ein Mangel an Folsäure kann zu einem erhöhten Homocystein-Spiegel im Blut beitragen, was als Risikofaktor für Herz-Kreislauferkrankungen gilt. Homocystein begünstigt die Oxidation von Lipoproteinen und kann Schäden an den Gefäßwänden hervorrufen. Besonders reich an Folsäure sind grüne Blattgemüse, Getreide und Weizenkeime.

Ballaststoffe

Ballaststoffe kommen in Getreide, Hülsenfrüchten, Nüssen, Obst und Gemüse reichlich vor, Fleisch und Milchprodukte enthalten hingegen gar keine Ballaststoffe. Ballaststoffe wirken sich günstig auf den Fettstoffwechsel aus, denn aus ballaststoffreicher Kost werden einerseits weniger Nahrungsfette aufgenommen und andererseits binden vor allem die löslichen Ballaststoffe Gallensäuren an sich, was dazu führt, dass vermehrt Cholesterin abgebaut wird. Außerdem wird vermutlich die Aktivität eines wichtigen Enzyms für die Cholesterinbildung in der Leber gehemmt.

In der Natur treten Inhaltsstoffe nie einzeln, sondern immer in Kombination auf. Erst ihr Zusammenspiel macht sie so wirkungsvoll. Nur eine vielseitige Auswahl pflanzlicher Lebensmittel kann die unterschiedlichen gesundheitsfördernden Wirkungen aller Inhaltsstoffe gleichzeitig ausnutzen. Deswegen kann eine Vitamintablette auch nie eine ausgewogene Kost ersetzen. Praktisch gesehen bedeutet das: Die Mischung macht's! Obst und Gemüse liefern ein Bündel an gesundheitsfördernden Vitalstoffen, sättigen gut und sind dabei äußerst kalorienarm. Essen Sie möglichst bunt gemischt und farbenfroh, so kommen Sie zu einer breitgefächerten Versorgung mit sekundären Pflanzenstoffen und unterschiedlicher Aromen und einer ansprechenden Optik.

Brot und Getreideprodukte – am besten aus dem vollen Korn

Vollkornbrot und andere Produkte aus dem vollen Korn wie Vollkornnudeln oder Getreideflocken sind gesünder als Produkte aus hellem Mehl. Eigentlich gehören diese Lebensmittel schon seit Jahrtausenden zu den Grundnahrungsmitteln. Sie enthalten nicht nur reichlich Vitamine, Mineralien und Ballaststoffe, sondern sorgen auch für ein besseres und länger anhaltendes Sättigungsgefühl. Ein weiteres Plus der Ballaststoffe: Sie fördern eine geregelte Verdauung, binden schädliche Substanzen im Darm und sorgen für eine gesunde Darmflora.

Es gibt auch Vollkornbrote aus feingemahlenem Mehl, aber nicht jedes dunkle oder mit Sonnenblumen- oder Kürbiskernen versetzte Brot im Regal des Bäckers ist ein Vollkornbrot. Häufig wird Brot aus Auszugsmehl mit Malzextrakt oder Melasse dunkel eingefärbt. Selbst Mehrkorn-, Sovital- oder Sechskornbrot besteht meist aus hellem Mehl, das lediglich mit Körnern angereichert wurde. Fragen Sie bei Ihrem Bäcker nach einem echten Vollkornbrot.

Die Typenzahl gibt Auskunft über den Verarbeitungsgrad des Getreides. Sie informiert darüber, wie viel Milligramm Mineralstoffe in 100 Gramm Mehl vorhanden sind. Je höher die Typenzahl, desto vollständiger ist das ganze Korn enthalten. Weißes Mehl mit der Type 405 weist demnach im Durchschnitt nur 405 mg Mineralstoffe auf, während es bei einem Vollkornmehl bis über 2000 mg sein können. Vollkornmehl wird nicht in Typen eingeteilt, da je nach Sorte, Anbaugebiet und Witterungsbedingungen der Mineralstoffgehalt schwanken kann.

Probieren Sie die geschmackliche Vielfalt der unterschiedlichen Getreidesorten aus. Neben Weizen lassen sich auch aus Dinkel (der Urform des Weizens), Hafer, Hirse, Amaranth oder Quinoa leckere Gerichte oder Backwaren zubereiten. Besonders würzig in herzhaften Gerichten schmeckt Grünkern, der aus unreif geerntetem und gedarrtem (durch Räuchern geröstetem) Dinkel hergestellt wird.

Hülsenfrüchte

In den Mittelmeerländern werden Gerichte mit Hülsenfrüchten (Soja, Linsen, Bohnen, Erbsen) besonders geschätzt, während sie bei uns für eine Weile aus der Mode gekommen waren. Wussten Sie, dass es heute über 12 000 Sorten Hülsenfrüchte gibt? Im Süden werden sie als Beilage serviert, in Eintöpfen verarbeitet und püriert für leckere Pasten und Brotaufstriche verwendet. Unter den pflanzlichen Lebensmitteln haben Hülsenfrüchte den höchsten Eiweißgehalt. Außerdem enthalten sie reichlich Ballaststoffe und sind äußerst fettarm. Beachtenswert ist auch ihr Gehalt an Mineralstoffen, Eisen und B-Vitaminen.

Sojabohnen nehmen unter den Hülsenfrüchten eine Sonderstellung ein, denn sie enthalten etwa 18 % Fett und haben einen entsprechend hohen Energiegehalt. Ihr Fett ist reich an mehrfach ungesättigten Fettsäuren, was vorteilhaft für den Fettstoffwechsel ist.

Aus den meisten Hülsenfrüchten lassen sich in einem Glas Keimlinge züchten. Der Keimungsprozess steigert den Nährwert und macht die Sprossen zu kleinen Nährstoffpaketen. Keimlinge lassen sich gut über Salate, Suppen oder andere Gerichte streuen und geben auch einem Brotbelag eine würzige Note.

Je kleiner die Hülsenfrucht, desto geringer die Verdauungsprobleme. Durch ausreichendes Einweichen, Weichkochen (zuerst ohne Salz) oder Pürieren nach dem Kochen werden sie leichter bekömmlich. Auch das Verfeinern mit Gewürzen wie Kümmel, Fenchel, Majoran, Bohnenkraut, Thymian, Rosmarin, Ingwer und sogar Senf trägt zur besseren Verdaulichkeit bei.

Nüsse und Samen

Nüsse und Ölsamen wie Sonnenblumenkerne, Sesam oder Leinsamen sind für die Ernährung wertvoll und sorgen für geschmackliche Abwechslung. Was wäre ein gutes Pesto ohne Pinienkerne! In Studien ist ein hoher Nussverzehr mit niedrigeren Herzinfarktraten verbunden. Aufgrund der günstigen Fettzusammensetzung der Nüsse mit ihrem hohen Anteil an ungesättigten bei nur geringem Gehalt an gesättigten Fettsäuren wird als eine Ursache dieses schützenden Effektes eine cholesterinsenkende Wirkung angenommen. Auch Ballaststoffe und sekundäre Pflanzenstoffe tragen zu diesen positiven Wirkungen bei. Reich an einfach ungesättigten Fettsäuren sind Cashews und Macadamianüsse, Hasel- und Erdnüsse. Mehrfach ungesättigte Fettsäuren sind in Mandeln und Walnüssen zu finden, letztere sind zudem besonders reich an Omega-3-Fettsäuren. Denken Sie allerdings daran, dass Nüsse durch ihren Fettgehalt auch sehr kalorienreich sind.

Gut gewürzt statt stark gesalzen

Salz war früher ein Mangelprodukt und wurde sogar in Gold aufgewogen. So haben das Wort Salär (= Gehalt) und Salz den gleichen lateinischen Ursprung. Heute ist Salz ein preiswertes Massengut, das unbegrenzt verfügbar ist. Falls Sie an Bluthochdruck (Hypertonie) leiden, kennen Sie bestimmt die Empfehlung, möglichst salzarm zu essen. Etwa jeder dritte Mensch mit Hypertonie reagiert neueren Untersuchungen zufolge mit einer leichten Reduktion des Blutdrucks, wenn er seine Salzzufuhr auf sechs Gramm pro Tag beschränkt. Man bezeichnet solche Menschen als „salzsensitiv". Besprechen Sie mit Ihrem Arzt, ob Sie diese Veranlagung haben. Gehen Sie am besten grundsätzlich sparsam mit dem Salzstreuer um und achten Sie vor allem auf verstecktes Salz, z. B. in Fertigprodukten, Salzgebäck oder Kartoffelchips. Mittlerweile ist auch ein mit Folsäure angereichertes Salz im Handel erhältlich.

Verfeinern Sie den Geschmack von Speisen mit frischen, tiefgefrorenen oder auch getrockneten Kräutern. Im Mittelmeerraum heimische Kräuter wie Oregano, Thymian, Rosmarin, Majoran und Salbei verleihen vielen Gerichten die charakteristische Würze. Sie haben durch reichlich enthaltene sekundäre Pflanzenstoffe gesundheitsfördernde und heilende Wirkungen und regen die Verdauung an.

Geben Sie frische Kräuter erst zum Schluss der Garzeit an das Essen, damit die hitzeempfindlichen Inhaltsstoffe erhalten bleiben. Wie wäre es, wenn Sie sich im Sommer, wenn das Angebot an frischen Kräutern besonders groß ist, im Tiefkühlfach einen Kräutervorrat für den Winter anlegen?

Süße Alternativen – weniger ist mehr

Isolierter Zucker und zuckerreiche Lebensmittel liefern massenhaft Kalorien, haben aber kaum wertvolle Inhaltsstoffe zu bieten. Zucker erhöht schnell den Blutzuckerspiegel und lässt ihn ebenso schnell wieder abfallen, was rasch wieder hungrig macht und die für die Insulinproduktion zuständige Bauchspeicheldrüse belastet. Ein hoher Zuckerverzehr fördert langfristig die Entstehung von Diabetes mellitus Typ II und von Übergewicht.

Statt mit isoliertem Zucker sollten Sie mit weitgehend naturbelassenen Süßungsmitteln süßen. Süße Früchte, Kompott, Honig, Obstdicksäfte, Ahornsirup, Vollrohrzucker und eingeweichte Trockenfrüchte bringen eine angenehme Süße an den Nachtisch oder ins Gebäck. Die Lösung liegt nicht darin, isolierten Zucker durch die gleiche Menge alternative Süßungsmittel zu ersetzten, sondern durch allmähliche Umgewöhnung die Schwelle für die Geschmacksempfindung „süß" zu senken. Betrachten Sie Süßungsmittel als ein Gewürz und nicht als Lebensmittel.

Fleisch, Milchprodukte und Fisch

Eine herzgesunde Ernährung muss nicht unbedingt vegetarisch oder vegan sein. Es gilt aber ganz klar: Je weniger Fleisch Sie essen, desto besser, und eine vegetarische Ernährung bietet den größten Vorteil. Wenn Sie nicht auf Fleisch verzichten wollen, sollten Sie nicht öfter als zwei- bis dreimal Mal pro Woche Fleisch essen. Am besten essen Sie das Fleisch als Beilage und nicht als Hauptbestandteil der Mahlzeit.

Milch und Milchprodukte, vor allem aus Ziegen- und Schafmilch, sind ein guter Baustein in der Eiweißversorgung. Milch ist – sofern man sie verträgt – auch ein guter Lieferant für Kalzium und Vitamin D. Außerdem sind die Vitamine B2 und B12, Jod, Zink und Magnesium enthalten. Milch ist in großen Mengen ungesund und nicht als Getränk geeignet. Gesäuerte Milchprodukte wie Joghurt und Kefir sind am gesündesten und daher zu empfehlen.

Kaltwasserfische wie Hering, Makrele, Thunfisch und Lachs enthalten besonders viele Omega-3-Fettsäuren. Diese üben im Körper lebenswichtige Funktionen aus: Sie senken die Triglyceride im Blut, wirken sich stabilisierend auf den Herzrhythmus aus und erweitern und schützen die Gefäße. Weiterhin mindern Omega-3-Fettsäuren die Entzündungsneigung im Gewebe und hemmen die Blutgerinnung und damit die Thrombosegefahr. Der Verzehr von Fisch kann aber heute nicht mehr uneingeschränkt empfohlen werden. Die meisten Fischbestände sind nicht mehr nachhaltig, vor allem aber ist Fisch aus Wildfang inzwischen meistens durch Schwermetalle und Mikroplastik, Fisch aus Aquakulturen mit Antibiotika belastet.

Getränke richtig ausgewählt

Unser Körper besteht zu rund 60 % aus Wasser. Wasser ist die Grundlage fast aller Stoffwechselfunktionen und als Transport- und Lösungsmittel der Nährstoffe für die Versorgung der Zellen lebensnotwendig. Die Wichtigkeit ausreichenden Trinkens für die Gesundheit liegt auf der Hand. Dies gilt umso mehr, wenn Sie regelmäßig Medikamente einnehmen. Trinken Sie am Tag rund zwei Liter, am besten Wasser. Auch ungesüßter Kräuter- oder Früchtetee oder stark verdünnte Saftschorlen sind gut für die Flüssigkeitsversorgung. Es kann hilfreich sein, sich die Tagesportion morgens bereitzustellen und stündlich ein Glas Wasser zu trinken.

Für die große Beliebtheit koffeinhaltiger Getränke ist nicht nur deren Geschmack verantwortlich, sondern auch ihre anregende Wirkung. Koffein ist ein natürlicher Inhaltsstoff einiger Pflanzenarten, vor allem von Kaffee, Tee, Mate, Guarana, Kolanuss und Kakao. Oftmals erhalten Herzpatienten den Rat, Kaffee zu meiden. Auch war immer wieder von der entwässernden Wirkung von Kaffee zu lesen. Die Experten sind sich heute einig, dass gegen einen moderaten Konsum von Kaffee oder schwarzem Tee nichts einzuwenden ist. Als moderat werden bis zu vier Tassen je 125 ml pro Tag angesehen. In Maßen genossen, kann Kaffee sogar gesundheitsfördernde Wirkungen entfalten, die im Zusammenhang mit weiteren Inhaltsstoffen erörtert werden. Bereiten Sie Ihren Kaffee am besten als Filterkaffee zu, denn so werden sich ungünstig auf den Cholesterinspiegel auswirkende Substanzen (sog. Diterpene) größtenteils herausgefiltert. Und es ist durchaus sinnvoll, ein Glas Wasser zum Kaffee zu trinken, denn so versorgen Sie Ihren Körper mit ausreichend Flüssigkeit und machen den Kaffee besser bekömmlich für den Magen.

Für Alkohol gilt: Gegen ein Glas Wein ab und zu bei einem guten Essen ist nichts einzuwenden. Im Prinzip schadet er aber der Gesundheit: Alkohol erhöht den Blutdruck, die Blutfette, fördert Krebs und hat viele Kalorien.

Die praktische Umsetzung

Gehen Sie bei der Ernährungsumstellung in kleinen Schritten vor. In der Praxis hat sich folgendes Vorgehen bewährt:

- Erhöhen Sie zuerst den Anteil an Salat, Gemüse und frischem Obst.
- Ändern Sie die Qualität der Nahrungsfette. Dies gelingt besonders über die Verminderung von versteckten Fetten und die Wahl von hochwertigen Pflanzenölen.
- Erhöhen Sie den Anteil an Vollkornprodukten und verzehren Sie weniger isolierten Zucker und damit hergestellte Produkte.
- Senken Sie den Anteil an tierischen Lebensmitteln.

Täglich fünf Portionen Obst und Gemüse

Am besten essen Sie jeden Tag zwei bis drei Portionen Gemüse und zwei Portionen Obst. Das entspricht ungefähr 600g. Es darf auch gerne mehr sein! Gesunde Ernährung können Sie mit den Händen abmessen: Eine Portion entspricht 1–2 Hände voll. Das gleiche gilt für Beerenfrüchte. Es kann auch gerne ein Glas Obst- oder Gemüsesaft dabei sein, 200ml zählen als eine Portion. Milchsauer vergorener Saft, z.B. Sauerkraut- oder Rote Bete-Saft, ist besonders nützlich für den Darm. Werfen Sie jedoch vorher einen Blick auf die Zutatenliste, da Säfte oft unnötig stark gesalzen oder gezuckert sind.

Auf den ersten Blick erscheint es schwierig, fünf Portionen Obst und Gemüse am Tag zu essen. Aber es geht leichter, als man denkt! Dazu verraten wir Ihnen ein paar Tricks:

- Gewöhnen Sie sich an, zum Frühstück ein Glas Obst- oder Gemüsesaft zu trinken, oder essen Sie ein Stück frisches Obst.
- Aus eins mach zwei: Verdoppeln Sie Ihre Gemüseportion, die Sie ohnehin essen. Und lassen Sie bei Gemüse oder Salat keine Reste auf dem Teller.
- Essen Sie nachmittags zur Kaffeezeit ein Stück Obst. Das hilft Ihnen über das Na(s)chmittagstief hinweg und belastet Sie nicht mit vielen Kalorien.
- Nehmen Sie sich als Zwischenmahlzeit oder für unterwegs feingeschnittenes Gemüse oder Obst in einem luftdicht schließenden Behälter mit; ein wenig Zitronensaft verhindert das Braunwerden.

- Salatsoßen lassen sich im Voraus zubereiten und halten sich im Kühlschrank mehrere Tage.
- Planen Sie Ihre Einkäufe, damit Sie regelmäßig ausreichend frische Lebensmittel im Haus haben.
- Wenn Sie sich in der Kantine verpflegen oder viel auswärts essen: Wählen Sie zu jeder Mahlzeit einen Salatteller und greifen Sie bei den Beilagen zu fettarmen Lebensmitteln.

Roh oder gedünstet und regional

Hier noch ein paar allgemeine Tipps zu einer herzgesunden Ernährung: Verzehren Sie, soweit Sie es vertragen, einen Teil des Gemüses in roher Form. Einige Inhaltsstoffe werden besser vom Körper aufgenommen, wenn sie gedünstet und mit ein wenig Pflanzenöl gegessen werden, z. B. die Carotinoide aus Karotten und Tomaten. Dosentomaten und Tomatenmark sind daher durchaus vertretbar. Nutzen Sie die Vielfalt der verschiedenen Obst- und Gemüsesorten entsprechend dem jahreszeitlichen Angebot. Pflanzen sind dann am nährstoffreichsten und entfalten ihr volles Aroma, wenn sie Zeit haben, auszureifen und frisch geerntet zu werden. Zudem sind sie dann weniger mit Rückständen belastet, da weniger Pflanzenschutzmittel eingesetzt werden mussten. Bevorzugen Sie außerdem regionale Anbieter, denn das Vermeiden langer Transportwege schont nicht nur die Vitamine, sondern auch die Umwelt. In der Winterzeit können Sie auch zu tiefgefrorenem Gemüse greifen, da es für saisonunabhängige Abwechslung sorgt. Vermeiden Sie fertig gewürzte Tiefkühl-Mischungen, da diese meist gehärtete Fette enthalten. Ein Blick auf die Zutatenliste bringt Klarheit. Konserven sind weniger geeignet, da sie oft große Mengen an Zucker bzw. Salz enthalten und sehr hoch erhitzt wurden.

Wenn Sie warme Mahlzeiten zubereiten, garen Sie Gemüse schonend, also bei mittlerer Hitze und in wenig Wasser, und verwenden Sie die Garflüssigkeit möglichst noch weiter, z. B. für eine Soße oder Suppe. Die in das Wasser übergegangenen Vitamine und Mineralstoffe können so noch genutzt werden. Eine Vinaigrette mit Raps- oder Olivenöl und frischen Kräutern passt gut zu allen Blatt- und Rohkostsalaten.

Kartoffeln wurden früher zu fast jeder Mahlzeit gegessen. Leider kommen sie heute häufig als fettbeladene Pommes, Kroketten oder Chips auf den Tisch. Eine in Wasser gegarte Pellkartoffel dagegen enthält kaum Fett, aber viele gesunde Nährstoffe. Kombiniert mit anderen Lebensmitteln, liefern Kartoffeln abwechslungsreichen Genuss und hochwertiges Eiweiß bei wenigen Kalorien.

Die richtige Atmosphäre

Von den Lebensgewohnheiten war bereits die Rede. Wie Sie sich ernähren, welche Entscheidungen Sie dabei treffen und wie wichtig Ihnen das Thema überhaupt ist – all das hängt auch mit (liebgewonnenen) Gewohnheiten zusammen. Wenn es Ihnen gelingt – vielleicht mit Hilfe der Empfehlungen, die wir Ihnen im wahrsten Sinne des Wortes „ans Herz legen" – dem Thema Ernährung einen größeren Stellenwert einzuräumen, dann haben Sie schon einen ersten, großen Schritt getan. Dazu gehört, dass Sie regelmäßig essen, sich für Ihre Mahlzeiten genügend Zeit nehmen und in aller Ruhe und in angenehmer Atmosphäre speisen.

Nahrungsaufnahme bedeutet nicht nur abbeißen, kauen und hinunterschlucken. Beim Essen sind fast alle Sinne beteiligt: Wir sehen, riechen, fühlen und schmecken unsere Nahrung. Nahrungsaufnahme hat immer etwas mit Genuss zu tun. Gründliches Kauen macht das Essen bekömmlicher. Versuchen Sie, ein besseres Gespür dafür zu entwickeln, was Ihr Körper wirklich braucht. Vielleicht sind es fünf kleinere Mahlzeiten am Tag, vielleicht auch nur drei. Wir empfehlen Ihnen, zum Abend hin eher weniger zu essen, dafür dürfen Frühstück und Mittagessen üppiger ausfallen.

Unser Körper wird aus dem geformt, was wir essen und trinken. Letztlich besteht jeder Teil unseres Körpers aus Nahrung, die wir irgendwann zu uns genommen haben. Jede Zelle braucht ihre spezielle Nahrung, um ihre Funktionen zu erfüllen. Mit den richtigen Nährstoffen helfen Sie Ihrem Körper, gesund zu sein. Einige chronische Erkrankungen können Sie allein durch die richtige Ernährung gut beeinflussen. Für einen gesunden Körper ist es also wichtig, was Sie essen und wie Sie essen.

Reife- und Erntezeit von heimischen Lebensmitteln

Wie bereits erwähnt, sind herzgesunde Mahlzeiten frisch zubereitet und vollwertig, d.h. sie bestehen aus überwiegend regionalen und saisonalen Lebensmitteln. Zur Erleichterung des Einkaufs hier eine Übersicht der Reife- und Erntezeiten heimischer Lebensmittel.

Obst	Jan	Feb	Mär	Apr	Mai	Jun	Jul	Aug	Sep	Okt	Nov	Dez
Rhabarber*				■	■	■						
Erdbeeren					■	■	■					
Stachelbeeren						■	■	■				
Kirschen						■	■	■				
Johannis-beeren						■	■	■				
Himbeeren						■	■	■				
Heidelbeeren						■	■	■	■			
Aprikosen							■	■				
Brombeeren							■	■	■			
Mirabellen							■	■	■			
Pflaumen							■	■	■			
Zwetschgen							■	■	■	■		
Äpfel								■	■	■	■	
Birnen								■	■	■		
Wassermelone								■	■			

* Rhabarber ist eigentlich ein Gemüse, wird aber bei uns in der Regel wie Obst gegessen, daher in dieser Tabelle erwähnt.

Gemüse	Jan	Feb	Mär	Apr	Mai	Jun	Jul	Aug	Sep	Okt	Nov	Dez
Grünkohl	■									■	■	■
Rosenkohl	■	■								■	■	■
Spinat			■	■	■				■	■	■	
Spargel				■	■	■						
Kohlrabi					■	■	■	■	■	■		
Frühlings-zwiebeln					■	■	■	■	■	■	■	
Mangold					■	■	■	■	■	■		
Radieschen					■	■	■	■	■	■		
Spitzkohl					■	■						
Blumenkohl						■	■	■	■	■		
Dicke Bohnen						■	■	■				
Brokkoli						■	■	■	■	■		
Erbsen						■	■	■				
Fenchel						■	■	■	■	■		
Gurke						■	■	■	■	■		
Zucchini						■	■	■	■	■		
Grüne Bohnen						■	■	■	■	■		
Zuckerschoten						■	■	■				
Aubergine							■	■	■			
Paprika							■	■	■	■		
Staudensellerie							■	■	■	■		
Sellerie								■	■	■	■	
Tomaten								■	■	■		
Kürbis									■	■	■	

Salat	Jan	Feb	Mär	Apr	Mai	Jun	Jul	Aug	Sep	Okt	Nov	Dez
Chicorée	■	■	■	■						■	■	■
Feldsalat	■	■	■	■						■	■	■
Grüne Blattsalate					■	■	■	■	■	■		
Endiviensalat							■	■	■	■	■	■
Radicchio								■	■	■	■	

Das Wichtigste in Kürze: Die TOP 10 für Ihren täglichen Speiseplan

Für die herzgesunde Ernährung sollten Sie folgende Empfehlungen beachten. Essen Sie

- 5-mal am Tag frisches Obst und Gemüse,
- häufiger Hülsenfrüchte, Nüsse und Samen als Ergänzung,
- vollwertige Getreideprodukte (Vollkornbrot, -nudeln, Naturreis),
- hochwertige Öle und Fette (Oliven-, Raps-, Walnuss-, Leinöl).

Reduzieren Sie

- gesättigte Fette (Fleisch, Wurst),
- Zucker, Süßwaren, Fertigprodukte und Salz.

Trinken Sie reichlich (zwei Liter am Tag), am besten jede Stunde ein Glas. Bereiten Sie die Mahlzeiten schonend zu, d.h. nicht zu heiß braten, in wenig Wasser und bei mittlerer Hitze garen.
Essen Sie 3–5 Mahlzeiten am Tag, zum Abend hin weniger. Nehmen Sie die Mahlzeiten achtsam, genussvoll und stressfrei ein, kauen Sie gründlich.

Kapitel 4: Fasten und Gewicht reduzieren

Gewicht reduzieren

Bereits aus den vorangehenden Kapiteln wurde klar, dass Übergewicht zu den Risikofaktoren einer koronaren Herzerkrankung zählt. Der Blutdruck sinkt deutlich, wenn das Körpergewicht mithilfe einer dauerhaften Ernährungsumstellung schrittweise reduziert wird. Nehmen Sie ab, aber setzen Sie sich keine zu ehrgeizigen Ziele. Eine Gewichtsreduktion ist am einfachsten, wenn Sie eine Ernährungsumstellung mit regelmäßiger körperlicher Aktivität verbinden.

Entscheidend für den Therapieerfolg ist die Dauerhaftigkeit der Ernährungsumstellung und damit der Gewichtsabnahme.

Heilfasten

Auch eine Fastenkur kann dabei helfen, in das neue Leben zu finden. Fasten wird definiert als der freiwillige und zeitlich definierte Verzicht auf feste Nahrung und Genussmittel. Fasten in der Natur ist gang und gäbe: Jahreszeitlich bedingte Schwankungen im Nahrungsangebot prägten in der Evolution den Stoffwechsel aller Lebewesen. Auch der menschliche Körper ist in seiner Biologie auf Notzeiten eingestellt, in denen das Nahrungsangebot ausbleibt. Doch die heutige Zeit mit ihrem Dauerangebot an Nahrungsmitteln verhindert, dass es in der westlichen Welt überhaupt zu solchen Notzeiten kommt. Fasten hat auch eine religiöse und spirituelle Tradition: Man übt den Verzicht und konzentriert sich auf das Wesentliche.

Es gibt viele gesundheitliche Gründe, die für das Fasten sprechen: Zahlreiche Studien belegen, dass Fasten eine wirkungsvolle Therapie bei Erkrankungen ist, die ansonsten nur schwer zu behandeln sind. Das modifizierte therapeutische Fasten (Heilfasten) hat unabhängig vom resultierenden Gewichtsverlust deutlich blutdrucksenkende Wirkung sowie einen positiven Effekt auf das Herz und die Blutgefäße.

Auch wenn es zu Beginn des Fastens zunächst durch die ungewohnte Situation und den ersten Hunger zu einer leichten Stresssituation kommt, wird der Blutdruck durch die verbesserte Wasserausscheidung und Stoffwechselumstellung während des Fastens rasch und ausgeprägt gesenkt. Nach dem Fasten kommt es zu einem leichten Wiederanstieg der Blutdruckwerte, die jedoch in der Regel nicht die Höhe der Ausgangswerte erreichen.

Vorsicht!

Wenn Sie Medikamente gegen Bluthochdruck einnehmen, ist es wichtig, dass Sie nur unter ärztlicher Aufsicht fasten. Der Fastenarzt passt die Dosierung der Arzneimittel an. Auch wenn Sie unerfahren im Fasten sind, ist eine ärztliche oder andere geeignete Fastenbegleitung notwendig. Fragen Sie Ihren Arzt, ob bei Ihnen Gründe vorliegen, nicht zu fasten.

Saftfasten

Wissenschaftlich untersucht wurde bisher vor allem das Saftfasten, eine Methode, die Dr. Otto Buchinger entwickelt hat. Die Fastendauer beträgt nach ärztlicher Verordnung zwischen fünf und 28 Tagen, in der klassischen Form zwischen 14 und 21 Tagen inklusive Einführung und Aufbauphase. Eine tägliche Nahrungsenergiezufuhr von etwa 250–500 kcal ist durch Einnahme von folgenden Lebensmitteln fester Teil des Fastenplans:

- Gemüsebrühe (¼ Liter)
- Obst- oder Gemüsesäfte (¼ Liter)
- Honig (30 g)
- kalorienfreie Flüssigkeitszufuhr (mindestens 2,5 Liter) durch Kräutertees und Wasser

Vor, während und nach dem Fasten sind außerdem folgende Regeln wichtig:

- Verzicht auf Genussmittel (Kaffee, Nikotin)
- Begleitende Bewegungstherapie, physikalische Therapien; Ruhe und Bewegung
- Förderung der Ausscheidung über Darm (abführende Salze, Einläufe), Leber (Leberwickel), Niere (Trinkmenge), Lunge und Haut
- Sorgfältiger Kostaufbau und Hinführung zu einem gesunden Lebensstil

Beim modifizierten Fasten werden bestimmte Nahrungsmittel unterhalb einer Nahrungsenergie von 500 kcal pro Tag zugeführt. Hiervon klar abzugrenzen sind die sogenannten „Nulldiäten" oder „Crash-Diäten", die mehrheitlich eher ungesund sind. Crash-Diäten haben das Ziel einer möglichst schnellen Gewichtsabnahme – während es beim Heilfasten um Entgiftung, Ausscheidung, Regeneration und den langfristigen Einstieg in gesunde Ernährungsgewohnheiten geht.

Herzpatienten sollten vor dem Fasten in jedem Fall Rücksprache mit dem behandelnden Kardiologen halten. Nicht fasten dürfen Menschen mit massivem Übergewicht (BMI > 40), mit Untergewicht, Essstörungen, Depression, Tumorerkrankungen, Leber- und Niereninsuffizienz. Auch Kinder sollten nicht fasten.

Entlastungstage

Sie können in Ihren Alltag auch sogenannte Entlastungstage einbauen, an denen Sie Ihren Körper gezielt entlasten und entgiften. Wie wäre es beispielsweise mit folgenden Ideen:

- **Obsttage** (besonders im Sommer mit frischem Obst zu empfehlen): Etwa 1,2 kg frisches Obst (700–800 kcal) auf fünf Mahlzeiten verteilen.
- **Safttage**: 1 Liter frischer Obst- oder Gemüsesaft (700–800 kcal) und zwei Liter Tee am Tag
- **Reistage**: 150 g Vollkornreis ungesalzen und zusätzlich Obst oder Gemüse

Intervallfasten

Es scheint besonders gesund zu sein, nur zweimal täglich zu essen oder Essenspausen von 14 oder 16 Stunden einzuhalten.

Das kann man z. B. über „Dinner-Cancelling", also den kompletten Verzicht auf das Abendessen, erreichen. Man isst zum Beispiel um 16 oder 17 Uhr die letzte Mahlzeit und fastet bis zum nächsten Tag etwa 14–16 Stunden lang. So kann man auf einfache Weise etwas für sich tun. Die Intervallfastentage können täglich, mehrmals wöchentlich oder auch einzeln durchgeführt werden. Für eine relevante Stoffwechselumstellung sollten es jedoch mehrere Tage wöchentlich sein.

Es zählt immer die Gesamtenergiebilanz des Tages: An den Fastentagen sollten die Portionen nicht größer sein, wenn eine Gewichtsreduktion angestrebt wird. Soll das Gewicht gehalten werden, sollte die Gesamtkalorienmenge ähnlich wie an einem normalen Tag sein.

Medizinisch gibt es eine ganze Reihe von günstigen Effekten des Dinner-Cancellings, so dass man getrost ab und zu auf die Abendmahlzeit verzichten darf. Besonders günstig scheint es im Anschluss an eine Fastentherapie zu sein.

Kapitel 5: Herzgesunde Bewegung

Erwartungen und Druck in unserer Umgebung führen zu Stress und Hektik. Gleichzeitig bewegen wir uns immer weniger und geben Körper und Seele wenig Gelegenheit zum Abreagieren. Regelmäßige körperliche Betätigung kann daher eine wichtige Quelle zur Erhaltung der körperlichen und seelischen Gesundheit darstellen.

Regelmäßige Bewegung verhindert Todesfälle durch Herz-Kreislauferkrankungen. Bei stabiler Angina pectoris ist regelmäßige Bewegungstherapie (ca. 20 Minuten täglich fahrradfahren oder zügig spazierengehen) den kardiologischen Eingriffen wie Stent und Ballondilatation sogar überlegen: Durch Bewegungstherapie verbessert sich die innere Schicht der Blutgefäße (Gefäßendothel). Das bedeutet, dass sich weniger Ablagerungen bilden, die Gefäße elastischer und funktionsfähiger bleiben. Bewegung hat zudem einen Einfluss auf die Lebensqualität, die Leistungsfähigkeit, Beschwerden wie Beklemmungsgefühl und Atemnot und das zukünftige Gesamtrisiko für Herz-Kreislauferkrankungen.

Im Rahmen einer Studie am Herzzentrum Leipzig teilten Forscher 100 Herzpatienten mit koronarer Herzkrankheit und verengten Herzkranzgefäßen in zwei Gruppen auf: Bei der einen wurden die verengten Gefäße operativ gedehnt (entweder mit einem Ballonkatheder oder mithilfe eines Stents). Die andere Gruppe trainierte zweimal täglich auf einem Fahrradergometer. Nach einem Jahr hatte sich die Symptomatik in beiden Gruppen stark gebessert. Bei den trainierten Patienten traten aber deutlich weniger Herzinfarkte, Schlaganfälle oder andere Probleme auf, die einen medizinischen Eingriff notwendig machten.

Bewegungstherapie bei koronarer Herzkrankheit

Die Bewegungstherapie ist ein inzwischen fest etabliertes Element in der Nachsorge und Rehabilitationsbehandlung von Menschen mit koronarer Herzkrankheit. Die bekannten Effekte sind:

- Der Fettstoffwechsel kommt in Schwung: Regelmäßige Bewegung senkt das schlechte LDL und erhöht das gute HDL im Blut. Die Fettverbrennung wird beschleunigt. Die Thrombosegefahr sinkt.
- Der Blutzuckerspiegel und der Blutdruck sinken: Muskelbewegung verbrennt Glukose, und die Gefäße werden elastischer.
- Das Schlagvolumen des Herzmuskels vergrößert sich, und die erhöhte Sauerstoffzufuhr verbessert die Fließeigenschaft des Blutes.

Allerdings wird beim Thema Bewegung auch ein typisches Problem der Lebensstilmedizin sichtbar: Fast jeder Herzpatient erhält heutzutage entsprechende Ratschläge und Anleitungen, und jeder weiß um den Nutzen von Bewegung, aber weniger als ein Drittel der Patienten schafft es langfristig, regelmäßige Bewegung in den Alltag zu integrieren. Dies weist darauf hin, wie schwierig es ist, dauerhaft, d.h. auch unter eventuell ungünstigen Bedingungen (z.B. schlechtes Wetter), ein Übungsprogramm aufrechtzuerhalten.

Fragen und Vorurteile

Wir können und wollen Sie nicht zu etwas überreden, was Sie nicht selbst überzeugt, aber vielleicht können wir Sie einen Schritt in die richtige Richtung begleiten, indem wir zunächst mit einigen Vorurteilen aufräumen.

Das richtige Maß

Hilft viel tatsächlich viel? Dies ist einer der häufigsten Irrtümer bezüglich herzgesunder Bewegung. Den größten Nutzen für Ihr Herz erreichen vorher inaktive Menschen, wenn sie beginnen, sich moderat oder mäßig zu bewegen. Ganz wichtig ist dabei das regelmäßige Üben. Die größte Anstrengung nützt nichts, wenn es sich dabei um einen Einzelfall handelt. Dies ist eher kontraproduktiv und führt schlimmstenfalls zu einer Verschlechterung des körperlichen Zustandes. Versuchen Sie, moderate und regelmäßige Bewegung in Ihren Alltag zu integrieren. Und wenn Sie schon mehrere erfolglose Versuche gemacht haben, sich Joggen oder Fahrradfahren anzugewöhnen oder es immer nur kurzzeitig schaffen, versuchen Sie es mal mit Spazierengehen. Schon ein täglicher Spaziergang von 30 Minuten hat sich als herzwirksam erwiesen und kostet Sie vielleicht weniger Überwindung.

Für die Herzgesundheit spielt es keine Rolle, ob Sie sich 30 Minuten am Stück oder auf mehrere Sequenzen aufgeteilt, z. B. 3 x 10 Minuten, bewegen. Es kommt auf die Gesamtsumme der Bewegung an.

Eine Vielzahl von Studien konnte inzwischen zeigen, dass man auch mehrere kleinere Zeiteinheiten von Bewegung kombinieren kann. Es muss also nicht immer das Ausdauertraining von 30 bis 40 Minuten sein. Aus diesem Grunde können Sie auch durch vermehrte Alltagsaktivität viel für Ihr Herz erreichen. D. h. Treppensteigen statt Aufzugfahren oder das Auto etwas entfernt vom Arbeits- oder Einkaufsort parken. Nutzen Sie jede Gelegenheit zu mehr Bewegung im Alltag. Allein dadurch können Sie sich einen deutlichen Zugewinn an Leistungsfähigkeit und Gesundheit verschaffen.

Die geeignete Bewegungsart

Finden Sie eine Bewegungsform, die Ihnen Spaß macht, einen tolerablen Zeitaufwand mit sich bringt und eventuell auch mit Geselligkeit verbunden werden kann. Idealerweise sollte die Aktivität keine Gefahren mit sich bringen. Bergsteigen in großer Höhe sollten Sie nur nach Rücksprache mit Ihrem Kardiologen. Auch Joggen ist gegenüber reinem Gehen oder „Walken" mit einem erheblich größeren Verletzungspotential behaftet. Wenn Sie dennoch dem Joggen zugeneigt sind, sollten Sie in gute Laufschuhe investieren und sich an einen mit Ihrem Arzt besprochenen Trainingsplan halten.

Bei Ballsportarten ist es teilweise schwierig, die Belastung einzuschätzen. Deshalb ist es ratsam, diese nur unter Aufsicht (z. B. in einer Herzsportgruppe) und nach Absprache mit dem behandelnden Arzt auszuüben. Schwimmen wird nur besser belastbaren Herzpatienten empfohlen. Allerdings sollten Sie nie unbeaufsichtigt schwimmen!

Pulskontrolle und ärztliche Überwachung

Die Pulskontrolle ist eine sinnvolle Methode, um die ideale Intensität der Bewegung zu bestimmen. Daher ist dies in den Koronarsportgruppen eine vielgeübte Praxis. Bewegung im Alltag, zügige Spaziergänge und Fahrradfahren mit nur leichter Anstrengung können Sie auch ohne Pulskontrolle sicher ausüben. Vor Beginn der Aufnahme des körperlichen Trainings sollte immer eine ärztliche Untersuchung stehen, aber im späteren Verlauf sollten Puls und Blutdruck nicht dauernd überwacht werden. Es kann dazu führen, dass man sich zu sehr auf die technisch ermittelten Werte verlässt und das eigene Körpergefühl vernachlässigt.

Körperliche Aktivität kann auch eine gute Möglichkeit sein, Ihre Achtsamkeit zu schulen. Versuchen Sie, bewusst in sich hineinzuspüren, Ihre Atmung wahrzunehmen, zu spüren, welche Bewegung Ihnen guttut und wo Sie Hindernisse und Grenzen fühlen.

Sie sollten sich, bevor Sie ein Übungsprogramm beginnen, von Ihrem Kardiologen oder Internisten bezüglich Ihrer individuellen Belastungsfähigkeit beraten lassen. Gerade zu Beginn eines Aufbauprogramms besteht oft zu viel falscher Ehrgeiz. Dies resultiert in übertriebener Anstrengung, Verletzungsgefahr und Frustration. Dem Herzen ist damit nicht geholfen. Am besten gehen Sie zu Beginn in eine Herzsportgruppe.

Adressen von Herzsportgruppen in Ihrer Nähe können Sie z. B. im Internet erfahren. Fragen Sie auch im Sport- und Gesundheitszentrum in Ihrem Stadtteil nach. Schließlich kann Ihnen auch Ihre Krankenkasse Auskunft geben.
Die Deutsche Herzstiftung bietet hierzu mehr Information unter: www.herzstiftung.de/ihre-herzgesundheit/leben-mit-der-krankheit/herzgruppen

Tipps für's Durchhalten

- Bauen Sie Rituale und feste Gewohnheiten auf.
- Wählen Sie eine Bewegungsform, die Ihnen Spaß macht und bei der Ihre persönlichen Widerstände relativ gering sind.
- Suchen Sie sich eine Sportgruppe, oder treffen Sie feste Absprachen mit Ihrem Partner, mit Freunden oder Kollegen. Mit anderen zusammen macht das Training mehr Spaß. Und wenn Sie mal keine Lust haben, fällt es schwerer, sich zu drücken.
- Tragen Sie feste Termine zum Sporttreiben in Ihren Terminkalender ein.
- Trainieren Sie regelmäßig und moderat, um eine Grundkondition zu schaffen und negative Effekte eines „Übertrainierens" zu vermeiden.
- Kaufen Sie sich die richtige Kleidung, z. B. atmungsaktive Regenbekleidung für Walken oder Joggen, und gute Schuhe, die das Abrollen fördern und die Gelenke schonen.
- Belohnen Sie sich, wenn Sie es geschafft haben, Ihre neue Gewohnheit über eine bestimmte Zeit regelmäßig beizubehalten.
- Schonen Sie sich bei Erkältung oder Verletzungen. Es ist nicht sinnvoll zu trainieren, wenn man krank ist. Im Gegenteil: Dies kann gegebenenfalls Ihre Beschwerden verschlimmern.

Das Wichtigste in Kürze: Bewegung im Alltag

Bewegen Sie sich mindestens 30 Minuten täglich! Eine Unterteilung in kleinere Einheiten, z. B. 3 x 10 Minuten, ist genauso wirksam. Legen Sie tägliche Wege so oft wie möglich zu Fuß oder per Fahrrad zurück! Steigen Sie die Treppen, statt den Aufzug oder die Rolltreppe zu benutzen! Um einen gesundheitsfördernden Effekt zu erzielen, ist die Integration der Bewegung in den Alltag wichtig.

Die Auswahl der körperlichen Aktivität soll durch die Vorlieben und körperlichen Möglichkeiten und damit die Wahrscheinlichkeit zur langfristigen Umsetzung bestimmt sein.

Vor Beginn des körperlichen Trainings sollte eine ärztliche Diagnostik stehen, aber im späteren Verlauf müssen Puls und Blutdruck nicht dauernd überwacht werden.

Kapitel 6: Herzgesunde naturheilkundliche Selbsthilfestrategien

Aus dem Methodenspektrum der europäischen Naturheilkunde haben wir gezielt Maßnahmen ausgewählt, die Sie auf Ihrem Weg zu einem herzgesunden Lebensstil begleiten können: Kneippsche Anwendungen, Sauna, Massage und Heilpflanzen.

Kneipp-Therapie

Die nach dem Allgäuer Pfarrer Sebastian Kneipp benannte Kneipp-Therapie ist ein wichtiger Bestandteil der naturheilkundlichen Therapie. In ihrer Wirksamkeit ist die Kneipp-Therapie für viele Indikationen auch von der modernen wissenschaftlichen Medizin anerkannt. Untersuchungen legen nahe, dass auch bei Herzerkrankungen die Kneipp-Therapie nützlich ist.

Die Kneipp-Therapie im engeren Sinne umfasst Wasseranwendungen wie Teilbäder, Wickel oder Güsse (z. B. ein kalter Knieguss zur Erfrischung bei müden Beinen und gestauten Venen), die zu Hause durchgeführt werden können. Bekannt ist auch das Wassertreten. Neben ihren speziellen Wirkungen vermitteln die Wasseranwendungen bei regelmäßiger Ausübung ein gesteigertes Wohlbefinden und dienen der Steigerung der Abwehrkräfte des Körpers.

Bei einer Wasseranwendung wird ein kurzer, kräftiger, richtig dosierter und platzierter Reiz mit kaltem Wasser gesetzt. Die erfrischende Wirkung beruht auf dem Temperaturunterschied zwischen Körper und Wasser und auf dem Druck, den das Wasser auf den Körper ausübt. Wasser ist ein besonders günstiger Vermittler von Wärme und Kälte. Anwendungen mit kaltem Wasser sollen den Organismus nicht auskühlen, sie sollen ihn vielmehr anregen, sich selbst wieder aufzuwärmen. Auch Blutgefäße und vegetative Nerven reagieren auf den Wasserreiz. Dabei verengen sich die Blutgefäße zu Beginn des kalten Reizes, um sich danach länger anhaltend weit zu stellen.

Da bei Bluthochdruck, Herzinsuffizienz und oft auch bei koronarer Herzkrankheit eine nachteilige allgemeine Engstellung der Gefäße vorliegt, ist eine verbesserte Gefäßregulation, wie sie durch Kneipp-Anwendungen erreichbar ist, möglicherweise besonders nutzbringend.

Es ist nicht ratsam, das Kneipp-Programm gleich mit kalten Güssen zu beginnen. Anfangs sollten Sie Waschungen, warme und temperaturansteigende oder temperaturabsteigende Fuß- und Armbäder durchführen. Einen Kneipp-Plan stellen wir Ihnen weiter unten im Praxisteil vor.

In der Therapie des Bluthochdrucks hat sich die Kneipp-Therapie mit kalten Güssen sowie Wassertreten als wirksam erwiesen. Bei regelmäßiger Anwendung von Kneipp-Güssen und Teilbädern lassen sich bei vielen an Bluthochdruck erkrankten Menschen die Blutdruckwerte senken: Vor allem die kalten Kniegüsse und Schenkelgüsse und das temperaturansteigende Armbad sind bewährt. Die kalten Güsse sind besonders morgens erfrischend und lindern zudem Beschwerden durch Krampfadern.

Sauna

Ergänzend sinnvoll, v. a. bei Herzschwäche (Herzinsuffizienz), ist die maßvolle Nutzung der Biosauna. Bei Saunatemperaturen von 60–80 Grad entsteht durch die Gefäßerweiterung und Mehrdurchblutung von Körper und Haut eine deutliche Entlastung für das Herz.

Führen Sie nach der Sauna kein Tauchbad durch. Durch das kalte Tauchbad entsteht ein sofortiger starker Blutdruckanstieg, der das Herz deutlich belastet.

Beachten Sie bitte folgende Hinweise:

- Nach einem Herzinfarkt sollten Sie zwölf Wochen nicht saunieren. Danach können Sie die Biosauna mit moderaten Temperaturen von 60 bis maximal 80 Grad nutzen.
- Bleiben Sie in den ersten Minuten auf den unteren Stufen. Machen Sie keine Aufgüsse.
- Übertreiben Sie die Dauer nicht.
- Trinken Sie während der Saunabäder und zwischen den Durchgängen keinen Alkohol.
- Achten Sie auf ausreichende Ruhezeiten zwischen den Saunagängen.

Achtung!

Nicht in die Sauna gehen sollten Patienten mit akuter Herzschwäche, instabiler Angina pectoris, schlecht eingestelltem Bluthochdruck mit wiederholten Blutdruckkrisen und Aortenstenose.

Massage

Viele Menschen mit Herzproblemen leiden gleichzeitig unter Beschwerden durch Schmerzen im Bereich der Wirbelsäule, der Schulter-Halsmuskulatur und unter muskulären Verspannungen am Oberkörper. Oftmals führen auch Narben nach Herzeingriffen zu eingeschränkter Atmung. In der naturheilkundlichen Praxis kann durch Massagen und zum Teil auch selbst durchgeführte Knetungen und Massagegriffe das muskuläre Gewebe gelockert werden. Hierdurch vermindern sich Schmerzen, und die Atmung wird freier. Dies ist auch günstig für das Herz. Zu empfehlen sind besonders die klassische Massage oder die Bindegewebsmassage. Solche Massagen kann man allerdings nicht selbst durchführen.

Durch den Gebrauch von sogenannten Glas-Vakuum-Gläsern (Schröpfgläser) ist eine effektive Massage, z. B. durch den Partner, aber auch zu Hause möglich. Die Schröpfkopfmassage wird in China und Indien vielfältig und erfolgreich bei muskulären Rückenverspannungen eingesetzt.

Heilkräuter und -pflanzen

In der Pflanzenheilkunde gibt es viele Heilkräuter mit gesundheitsfördernden Wirkungen, wenn sie richtig eingesetzt werden. Bei Schlafstörungen sind z. B. Melissentee oder Zubereitungen aus Baldrianextrakt wirksam und gut verträglich. Melissentee kann auch tagsüber die Entspannung fördern. In der Behandlung der Depression hat sich das Johanniskraut bewährt.

Die Einnahme von Heilpflanzen muss immer mit dem behandelnden Arzt und/oder Kardiologen abgesprochen werden.

In der Behandlung der Herzschwäche wird traditionell der Weißdorn eingesetzt. Weißdorn (Crataegus) wird schon in frühesten Heilkräuterbüchern als Heilpflanze bei Herzerkrankungen erwähnt. Er gilt als eine ausgezeichnete Arznei, insbesondere bei Herzinsuffizienz und Herzschwäche älterer Menschen. Für die Wirksamkeit des Weißdorns sind vermutlich verschiedene Wirkstoffe ausschlaggebend: Die Wirkung wird durch Einnahme des gesamten Pflanzenextraktes erzielt.

Weißdorn steigert die Herzpumpkraft, führt zu einer leichten Erweiterung der Herzkranzgefäße und wirkt sich vermutlich auch stabilisierend auf den Herzrhythmus aus. Weißdornextrakte werden empfohlen zur Behandlung der leichten und mittelschweren Herzinsuffizienz, Weißdorn kann aber auch begleitend bei schweren Formen der Herzinsuffizienz sowie bei koronarer Herzkrankheit eingenommen werden.

Die Wirksamkeit von Weißdorn wurde durch viele Studien belegt. In der bisher größten zu Weißdorn durchgeführten Behandlungsstudie, der SPICE-Studie, zeigte sich, dass Weißdornpräparate eine sichere und nebenwirkungsarme Begleittherapie der Herzinsuffizienz darstellen. Möglicherweise werden durch Weißdorn auch schwerwiegende und tödliche kardiale Ereignisse als Folge der Herzschwäche hinausgezögert.

Die Schutzwirkung von Weißdorn scheint insbesondere bei Patienten mit leichter bis mittelschwerer Herzinsuffizienz (Herz-Pumpleistung 25–35 %) aufzutreten. Weißdornpräparate sind rezeptfrei in Apotheken erhältlich. Empfohlen wird die Einnahme einer Tagesdosis von 900 mg, in den meisten Fällen handelt es sich um Tabletten mit 450 mg, die zweimal täglich, also morgens und abends, eingenommen werden.

Das Wichtigste in Kürze

Zu einem herzgesunden Lebensstil gehört die Selbsthilfe aus dem naturheilkundlichen Spektrum. Naturheilkundliche Anwendungen wie die Wassertherapie fördern die Regulationsfähigkeit des Organismus und stärken die Abwehrkräfte. Das gleiche gilt für Saunabesuche, die für Herzpatienten bei Temperaturen zwischen 60 und 70 Grad empfohlen werden. Spezielle Massagen lindern Beschwerden, die durch die Krankheit verstärkt werden. Heilkräuter sollten nur in Absprache mit dem behandelnden Arzt eingenommen werden.

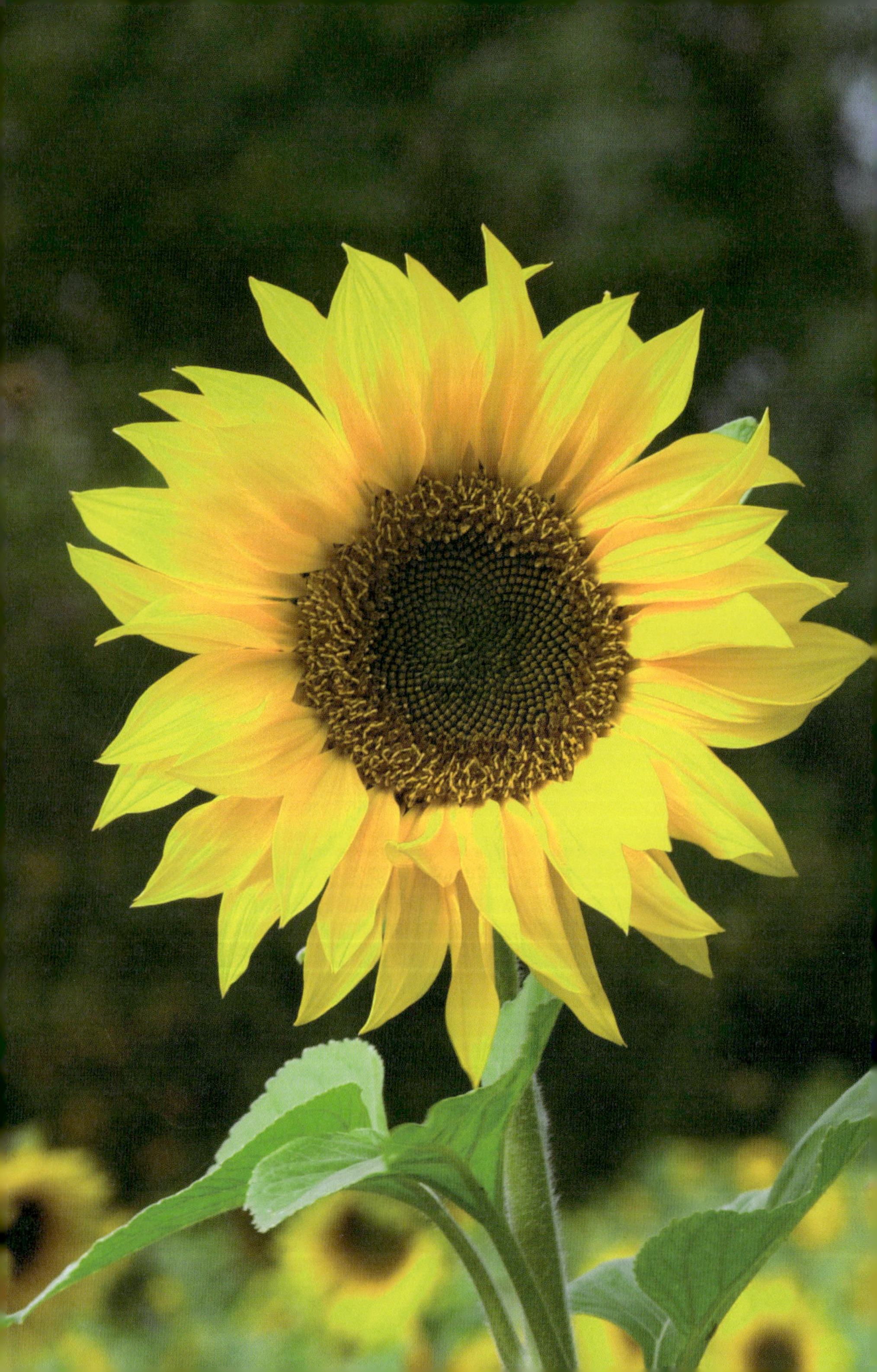

Kapitel 7: Herzgesunder Umgang mit Stress und Belastungen

Freude kultivieren

Ernährung, Bewegung und naturheilkundliche Selbsthilfestrategien sind eine gute Basis zur Stärkung der Herzgesundheit. Unsere Gesundheit ist außerdem abhängig von unserem Umgang mit Belastungen, die soziale Eingebundenheit und die innere Haltung, mit der wir durchs Leben gehen.

Wichtig ist z. B. die Fähigkeit, die angenehmen und freudvollen Seiten des Lebens wahrnehmen und genießen zu können. In leistungsorientierten Kulturen wie der unseren werden Menschen darauf programmiert, vor allem die unvollkommenen und problematischen Aspekte des Lebens wahrzunehmen. Einerseits ist das sinnvoll, weil es unsere Fähigkeiten für Veränderung und Verbesserung aktiviert, andererseits sind Menschen, die die Welt ausschließlich aus dieser Sicht wahrnehmen, oft unzufrieden und rastlos. Die folgende Anregung kann Ihnen vielleicht helfen, die Aufmerksamkeit auch auf freudvolle Aspekte des Alltags zu lenken:

> Nehmen Sie sich ein paar Minuten Zeit und denken Sie an etwas, was heute für Sie erfreulich war. Es muss nichts Großes sein. Haben Sie den Sonnenaufgang gesehen, jemanden lächeln, eine Blume am Wegesrand oder den Sonnenuntergang? Es ist einfach, sich z. B. am Ende des Tages der Schwierigkeiten und Stresssituationen zu erinnern. Aber die angenehmen und schönen Dinge vergessen wir oft. Laden Sie sich daher häufiger ein, sich der angenehmen Erlebnisse Ihres Alltags bewusst zu werden.

Geben Sie den dabei entstehenden positiven Gefühlen Aufmerksamkeit, Raum und Ausdruck. Denn es ist auch möglich, schöne Ereignisse zu erleben oder an sie zu denken, ohne dabei der Freude Aufmerksamkeit und Raum zu geben. Das Erlebnis bleibt dann emotional neutral. Positive Gefühle erleben zu können, sie körperlich zu spüren, auszudrücken und vielleicht auch mit anderen zu teilen, sind Fähigkeiten, die sich schon in der frühen Kindheit entwickeln, wenn sie von den Eltern praktiziert werden, oder unterentwickelt bleiben.

Das menschliche Gehirn ist lernfähig, so dass es das Freuen auch im späteren Alter noch lernen kann. Wenn man Gefühle wie z. B. Freude im Körper bewusst wahrnimmt, werden im Gehirn die Strukturen verstärkt, die für die positive emotionale Wahrnehmung verantwortlich sind. Selbst wenn aufgrund von häufigem Stresserleben mehrere Areale für negative Empfindungen verschaltet sind, reduzieren sich diese, wenn sie weniger benötigt werden. Für eine Änderung braucht man also Geduld.

Bewusster Umgang mit Stress

Bevor wir uns mit den negativen Aspekten von Stress beschäftigen, schauen wir uns zunächst die Faktoren an, die mit der Entwicklung einer positiven Haltung zu Stress und Herausforderungen verbunden sind. Studien von Dr. Suzanne Kobasa, einer Psychologin an der University of Chicago, haben gezeigt, dass manche Menschen weniger anfällig für Stress sind, d. h. eine sogenannte „Stress-Widerstandsfähigkeit" besitzen, die auch mit einer verringerten Anfälligkeit für Krankheit verbunden ist.

Personen, die widerstandsfähig gegen Stress sind, sehen ihn als Herausforderung und nicht als Bedrohung an. Sie haben ihr Leben im Griff, engagieren sich für ihre Arbeit und ihre Familie. Menschen, die sich über Herausforderungen freuen, können Stresssituationen als Chancen für neue Möglichkeiten und persönliches Wachstum ansehen. Da sie ein Gefühl von Kontrolle haben, wissen sie, dass sie wirkungsvolle persönliche Entscheidungen treffen und Ereignisse beeinflussen können. Sie engagieren sich gern, d. h. sie sind offen für andere Menschen, neugierig und interessiert, und sie vertiefen sich gern in Projekte.

Ein weiteres Charakteristikum für Menschen, die konstruktiv mit Stress umgehen können, betrifft den sozialen Aspekt. Menschen, die bedeutsame Beziehungen und soziale Unterstützung haben, fühlen sich widerstandsfähiger gegen Stress als Menschen, die sich isoliert und einsam fühlen.

Was genau ist Stress?

Stress als Phänomen des Lebens lässt sich einfach beschreiben: Eine der gängigsten Theorien betrachtet Stresssituationen als Wahrnehmung einer Bedrohung des eigenen körperlichen oder geistigen Wohlbefindens. Damit verbunden sind Zweifel an den eigenen Ressourcen, mit dieser Bedrohung überhaupt oder auf Dauer erfolgreich umgehen zu können. Was das für den Einzelnen bedeutet, ist höchst individuell und durch viele Faktoren bedingt.

Im Alltagsverständnis wird Stress oft auf der Ebene der Dinge definiert, die Stress verursachen: Konflikte bei der Arbeit, in der Familie, finanzielle Nöte oder Zeitprobleme. Andere definieren Stress nach den Gefühlen in Stresssituationen – unter Druck oder ärgerlich und angespannt. Unabhängig von der Definition verläuft die Reaktion auf akuten Stress immer gleich.

Die Reaktion des Organismus auf Stress

Stellen Sie sich vor, Sie überqueren eine Straße und bemerken plötzlich ein Auto, das sehr schnell auf Sie zukommt. Ihr Gehirn sendet sofort die Botschaft „Gefahr“ und schüttet Adrenalin aus. Dieses Adrenalin beschleunigt den Herzschlag und verengt die Blutgefäße, wodurch sich der Blutdruck erhöht. Sie atmen schneller, der Stoffwechsel erhöht sich, die Blutversorgung der Muskulatur nimmt zu, um Ihnen zu erlauben, schnell aus dieser Gefahr heraus zu laufen. Dies wird Flucht-Kampfreflex genannt. Wenn Sie sich dann außer Gefahr befinden, seufzen Sie vielleicht vor Erleichterung oder atmen einfach tief durch. Herzschlag, Atemrhythmus und Blutdruck kehren auf normale Werte zurück, und Sie brauchen eine Weile Ruhe, um den Schreck zu „verdauen“. Dieser Ablauf ist sinnvoll und hat der Spezies Mensch im Laufe der Evolution das Überleben ermöglicht.

Falsche Stressreaktionen

Die Schwierigkeit im 21. Jahrhundert besteht darin, dass Stress (Beziehungen, Arbeit, Familie, Geld usw.) sich nicht mit einer körperlichen Reaktion von Kampf oder Flucht bewältigen lässt. Die physiologische Reaktion auf Stress, die automatisch abläuft, hat sich jedoch seit Jahrtausenden kaum geändert. Stellen Sie sich vor, Sie fahren einem Auto hinterher, das langsam fährt. Sie fangen an, sich aufzuregen, da Sie selber zu spät sind und wichtige Dinge zu tun haben. Ihr Gehirn formuliert die Botschaft („Ich bin zu spät"), und die Kampf- bzw. Fluchtreaktion wird ausgelöst, obwohl sie in dieser Situation nicht nützlich ist. Ohne die Möglichkeit, Ihren in Alarmbereitschaft versetzten Körper sinnvoll zu aktivieren, sind Sie wahrscheinlich immer noch ärgerlich und aufgeregt, wenn die Situation schon längst vorbei ist.

Das auf Aktion angelegte Stressmuster unseres Organismus verläuft rhythmisch in Phasen. Nach der erfolgreichen Flucht oder dem siegreichen Kampf folgt eine „natürliche" Phase der Ruhe und Erholung. Dieser kurzzeitige Stress, auf den eine Erholung folgt, aktiviert und trägt oft sogar zu einem Gefühl von Leistungsfähigkeit und Vitalität bei. Bleibt die Erholungsphase jedoch über längere Zeit aus, wie es in unserer naturfernen Kultur zunehmend der Fall ist, reagiert der Organismus mit Dauerstress-Symptomen. Mittel- und langfristig erhöht eine dauerhafte Stressbelastung die Wahrscheinlichkeit für das Auftreten von Symptomen und sogar das Ausbrechen von Krankheiten. So tragen ein stressbedingt dauerhaft erhöhter Blutdruck und ein überfordertes Herz zweifellos zur Entstehung von Erkrankungen des Herz-Kreislaufsystems bei.

Die „Relaxation Response"

Regelmäßige Phasen der bewussten Entspannung fördern einen gesunden Lebensstil. Der amerikanische Kardiologe Herbert Benson prägte in den 1970er Jahren den Begriff der „Relaxation Response" für die Veränderungen im Organismus, die sich in Phasen der Entspannung einstellen. Genauso wie Stress den Körper beeinflusst, wirkt er sich auch darauf aus, wie man fühlt, denkt und handelt. Wenn man mit Stress konfrontiert wird, fühlt man sich vielleicht aufgeregt, hilflos, überwältigt oder ärgerlich. Es mag schwieriger werden, sich zu konzentrieren, klar zu denken oder Entscheidungen zu treffen. Es ist auch nicht ungewöhnlich, dass sich das Verhalten ändert, dass man in Dauerstress-Situationen z. B. mehr raucht, mehr ungesunde Nahrung isst oder vermehrt Alkohol trinkt.

Warnsignale für chronische Stressbelastung

Die Warnsignale für chronischen Stress unterscheiden sich von Person zu Person, einige häufig vorkommende sind in der folgenden Übersicht aufgelistet. Beachten Sie bitte, dass es auch andere Gründe für die genannten Symptome geben kann.

Körperliche Symptome:
- Nackenverspannungen
- Kopfschmerzen
- Magenschmerzen, Verdauungsstörungen
- Herzrasen
- Bluthochdruck

Symptome auf der Verhaltensebene:
- Überkritisches Verhalten
- Fluchttendenzen
- Aggressivität
- Nächtliches Zähneknirschen
- Erhöhter Alkohol- und Zigarettenkonsum
- Unkontrolliertes Essen

Symptome auf der Gefühlsebene:
- Gereiztheit
- Wut und Ärger, auch über Kleinigkeiten
- Weinerlichkeit, Nervosität
- Langeweile, Einsamkeit

- Gefühl, kaum Zeit zur Verfügung zu haben und unter Druck zu stehen
- Gefühl von Sinnleere

Symptome auf der gedanklichen Ebene
- Gedankenkarussell
- Gedankenleere, keine gedankliche Klarheit
- Fehlende Kreativität
- Schlechtes Erinnerungsvermögen
- Kein Sinn für Humor
- Entscheidungsunfähigkeit
- Gedanken kreisen um Flucht, Gewalt oder Selbstmord

Der negative Stresskreislauf

Viele Menschen machen die Erfahrung, dass in Zeiten, die sie als stressreich empfinden, ihr Stress noch weiter zunimmt. Es scheint ein Maß an Stress zu geben, das weiteren Stress erzeugt. Um Auswege aus diesem Teufelskreis zu finden, ist es sinnvoll, ihn sich bildlich vorzustellen:

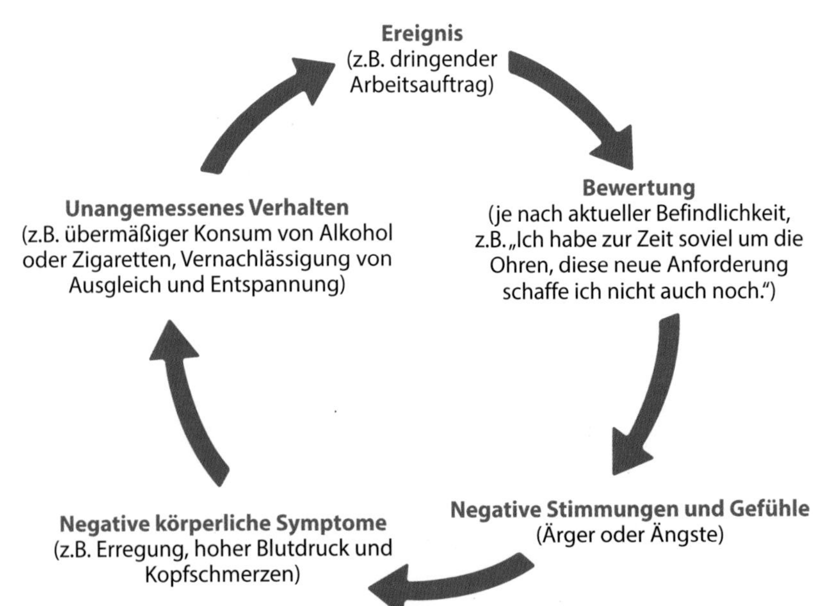

Zuerst wird ein Ereignis als stressig oder bedrohlich bewertet. Dies geschieht aufgrund unserer Wertvorstellungen und Erfahrungen in Form von „automatisch“ ablaufenden Gedanken. Die negative Bewertung des äußeren Ereignisses geht mit negativen Gefühlen wie Angst oder Ärger und körperlichen Stresssymptomen einher. Hierdurch entstehen unangemessene Verhaltensweisen wie Rauchen oder maßloses Essen, die häufig zu einer mittelfristigen Verschlechterung der Befindlichkeit beitragen.

Die Möglichkeiten, mit den Ereignissen positiv umzugehen, nehmen ab, die Bewertung und Bewältigung weiterer Ereignisse fallen zunehmend negativ aus, und man fühlt sich total überlastet. Dies kann das Entstehen weiterer Stressereignisse nach sich ziehen. In diesem Kreislauf erzeugt Stress noch mehr Stress.

Es kann schwierig sein, den Kreis zu unterbrechen, da er eng mit Mustern von Wahrnehmung und Verhalten verknüpft ist, die durch Gewohnheit geprägt sind und meist unbewusst ablaufen. Dennoch ist das Erkennen der eigenen Strukturen möglich. Am sinnvollsten nutzt man dazu die Informationen unseres Körpers: Die bereits genannten Warnsignale lassen sich in diesem Sinne als nützliche Informationen begreifen. Wenn man z. B. Nacken- und Schulterschmerzen verspürt, ein Gefühl von Ärger und Wut sich ausbreitet und über mehrere Stunden anhält, man sich in die Enge gedrängt fühlt, kann man sicher sein, dass man sich mitten im Stresskreislauf befindet.

Methoden der positiven Stressbewältigung

Oft ist es nicht möglich, die Situation zu verändern, die Stress verursacht. Aber man kann lernen, innere Ressourcen für den Umgang damit zu entwickeln und eine angemessenere und damit gesündere Haltung einzunehmen.

Um herauszufinden, warum man sich regelmäßig in Stresssituationen hineinmanövriert, kann es sehr lohnend sein, die persönlichen grundlegenden Haltungen, Überzeugungen und Glaubenssätze in Frage zu stellen, die einem das Leben unnötig schwermachen. Stress entsteht zwar auf der Grundlage von äußeren Bedrohungen, doch damit ist das Phänomen nicht ausreichend beschrieben. Der Stuntman, der sich für eine Filmeinstellung zum Sprung auf die Kühlerhaube des fahrenden Wagens vorbereitet, erlebt die Situation anders als eine gehbehinderte ältere Dame, die eine Straße überqueren will. Das bedeutet verallgemeinert:

Die eigenen Fähigkeiten und, noch wichtiger, die Einschätzung der eigenen Fähigkeiten zur Bewältigung der Situation spielen eine entscheidende Rolle für das Stresserleben. Diese Einschätzung beruht zu einem großen Teil auf gedanklichen Voranname und Vorurteilen.

Wenn Sie sich den Stresskreislauf ansehen, dann lassen sich für jede Station mögliche Ansätze identifizieren:

Station im Stresskreislauf	Handlungsmöglichkeiten
Ereignisse (z. B. dingender Arbeitsauftrag)	■ Eigene Belastungsgrenzen wahrnehmen und darüber reden ■ Aufmerksamkeit bewusst auf freudvolle Aspekte des Lebens lenken
Bewertung durch automatische, selbstschädigende Gedanken (Haltungen, Annahmen, Vermutungen)	■ Kognitive Umstrukturierung ■ Selbstwahrnehmung und Achtsamkeit schulen
Negative Stimmungen und Gefühle	■ Positiven Gefühlen Ausdruck geben ■ Regelmäßige Bewegung und Entspannung
Negative körperliche Symptome	■ Bewegung, bewusste Entspannung
Unangemessenes Verhalten	■ Gesunden Lebensstil kultivieren (Ernährung, Bewegung, Stressbewältigung, soziale Unterstützung)

Im folgenden Text wollen wir die Handlungsmöglichkeiten näher erläutern. Zunächst soll es dabei um die „selbstschädigenden Gedanken" gehen und im Anschluss daran um den Umgang mit ihnen.

Selbstschädigende Gedanken

Gefühle und Stimmungen werden durch Gedanken und Einstellungen beeinflusst. Gedanken sind meist schnell und flüchtig, aber auch sehr mächtig – vor allem die negativen Gedanken. Negative Gedanken sind „alte Begleiter“ und kommen automatisch, deshalb werden sie negative „automatische“ Gedanken genannt. Oft erfüllen sich negative automatische Erwartungen und verstärken sich dadurch. Dies nennt man „sich selbst erfüllende Prophezeiungen“. Häufig enthalten diese negativen automatischen Gedanken Verzerrungen und Übertreibungen, wie die folgenden Beispiele zeigen:

- **Alles-oder-Nichts-Denken:** Wenn eine Leistung nicht perfekt ist, sehen Sie sich als Versager. Befinden Sie sich z. B. im Supermarkt in der langsamsten Schlange, sagen Sie zu sich: „Ich wähle immer die falsche Schlange.“
- **Übertriebene Verallgemeinerung:** Sie nehmen ein einzelnes Ereignis als nie endendes Muster von Niederlagen. Ein Freund begeht einen Vertrauensbruch, und Sie denken: „Man kann einfach niemandem vertrauen.“
- **Geistiger Filter:** Sie wählen einen einzigen negativen Aspekt aus und beschäftigen sich nur damit, so dass die Sicht auf die Realität verstellt wird, genau wie ein Tropfen Tinte einen ganzen Becher Wasser einfärbt. Sie haben z. B. viel Spaß auf einer Party, bis Sie jemand fragt, ob Sie in letzter Zeit zugenommen haben. Nun ist der ganze Abend für Sie verdorben.
- **Abwehr des Positiven:** Sie weisen positive Erfahrungen oder Anerkennung ab, indem Sie darauf bestehen, dass sie aus irgendeinem Grund „nicht zählt“. Jemand lobt Sie für eine Arbeit, und Sie denken oder sagen: „Das hätte doch jeder schaffen können.“
- **Willkürliche, voreilige Schlussfolgerungen:** Sie ziehen negative Schlüsse aus Beobachtungen, obwohl es keine Tatsachen gibt, die Ihre Schlussfolgerung erhärten, z. B.
  Gedankenlesen: Sie sehen einen Nachbarn im Supermarkt, der Sie nicht grüßt und denken automatisch, dass er Sie nicht mag.
  Wahrsagen: Sie sagen negative Ereignisse schicksalhaft voraus und entscheiden sich z. B., einen Freund nicht um Hilfe zu bitten, weil er ohnehin nein sagen wird.
- **Übertreiben (katastrophisieren)/ untertreiben:** Sie überschätzen die Wichtigkeit oder Bedeutung bestimmter Dinge. Der Bus kommt zu spät,

Sie müssen zu einem wichtigen Termin und sagen zu sich: „Ich halte das nicht aus." Das ist eine Übertreibung, weil Sie es ja aushalten. Umgekehrt lassen Sie beispielsweise positive persönliche Qualitäten oder Ereignisse schrumpfen, bis sie trivial erscheinen: „Man braucht doch kein Talent, um freundlich zu sein."

- **Abstempeln:** Das Abstempeln ist eine besonders übertriebene Form der Verallgemeinerung. Sie beschreiben ein Ereignis mit einer ungenauen und gefühlsmäßig aufgeladenen Sprache. Wenn Ihnen ein Vorhaben nicht gelingt, sagen Sie sich: „Ich bin ein Versager." Wenn das Vorhaben einer anderen Person Sie ärgert, sagen Sie: „Er/sie ist ein Vollidiot."
- **Dinge zu persönlich nehmen:** Sie glauben, für ein Ereignis verantwortlich zu sein, obwohl Sie damit in Wirklichkeit gar nichts zu tun haben. Ihr Kind fällt durch eine Prüfung, und Sie denken: „Ich bin eine schlechte Mutter/ ein schlechter Vater."
- **Selbstgerechtigkeit:** Alle Menschen müssen immer das tun, was Sie für richtig halten, und wenn sie dies nicht tun, dann sind die anderen eben im Unrecht.

Der Umgang mit selbstschädigenden Gedanken

Um aus diesen selbstschädigenden Gedankenmustern herauszukommen, gibt es Hilfsmittel, die wir hier kurz vorstellen. Das von Albert Ellis begründete System der „rational-emotiven Verhaltenstherapie" stellt eine Sammlung von Werkzeugen zur Verfügung, um Vorannahmen und Glaubenssätze, die unwahr sind und Stress erzeugen, zu bemerken und durch sogenannte gedankliche Umstrukturierungen zu korrigieren. Der Prozess der Umstrukturierung (Veränderung von stressverschärfenden Gedanken) verläuft in mehreren Schritten:

- **Sich selbst beobachten und innehalten:** Was geschieht gerade? – Wie ist die Situation? – Wie fühle ich mich? – Was spüre ich körperlich? – Welche Gedanken gehen mir durch den Kopf?
- **Negative stressverschärfende Gedanken hinterfragen und prüfen:** Hilft mir dieser Gedanke im Moment? – Wie wahrscheinlich ist es, dass mein Gedanke stimmt? – Woher weiß ich das? – Oder vermute ich das nur?

- **Erkennen, wie Gedanken verzerrt, unlogisch oder unwahr sind:** Passt mein Gedanke zu dieser Situation? – Ist er der Situation angemessen?
- **Negative Gedanken durch angemessene Gedanken ersetzen:** Was denkt jemand, den die Situation nicht so belastet wie mich? – Was werde ich in einer Woche/ einem Monat/ einem Jahr über diese Situation denken? – Welcher Gedanke wäre hilfreicher für mich (und dennoch angemessen)?

Wenn Sie dies regelmäßig üben, werden Sie im Laufe der Zeit „Muster" oder „Vorlieben" Ihrer gedanklichen Verzerrungen erkennen.

Die innere Haltung, Denkgewohnheiten und Glaubenssätze entscheiden darüber, wie ein Mensch sich selbst und seine Welt wahrnimmt und wie viel Kraft das tägliche Leben kostet. Diese inneren Aspekte des Lebensstils äußern sich im Verhalten, darin, was jemand im Alltag tut. Zu einem gesunden Verhalten gehören neben der passenden Ernährung und Bewegung natürlich auch Phasen der Entspannung.

Bewusste Entspannung

Manche Menschen verwenden das Bild vom „Loslassen", wenn sie die Wirkung von bewusster Entspannung erklären. Damit können die Befreiung von gewohnheitsmäßigen, unbewussten Muskelverspannungen, die Verlangsamung, Intensivierung und Rhythmisierung des Atems gemeint sein. Doch nicht wenige Menschen haben Schwierigkeiten, ihren Körper zu entspannen. Sie glauben vielleicht, entspannt zu sein, aber ihre Nackenmuskeln sind z. B. noch angespannt und die Schultern hochgezogen. Um ein Bild vom Autofahren zu verwenden: Vom höchsten Gang herunterzuschalten, kann besonders für Menschen schwierig sein, die es gewohnt sind, auf der Überholspur zu fahren. Doch um eine gesunde Balance wiederherzustellen, brauchen Körper und Geist genau diesen Wechsel der Geschwindigkeit.

Effekte der bewussten Entspannung

Aus medizinischer Sicht sind Beschäftigungen wie Fernsehen oder Kreuzworträtseln als Ablenkung zu bewerten und nicht als Wege zu einer bewussten Entspannung. Der Geist bleibt dabei weiter in einer Weise aktiv, die nur in geringem Maß zu echten, erholsamen Entspannungseffekten führt. Die messbaren Effekte sind:

- Reduzierte Muskelspannung
- Verringerte Herzrate (Schnelligkeit des Herzschlags)
- Blutdrucksenkung
- Zunahme der Herzfrequenzvariabilität
- Veränderungen im Spontan-EEG, die Entspannung signalisieren
- Leichter Anstieg der Hauttemperatur
- Verringerung der Atemgeschwindigkeit, reduzierter Sauerstoffverbrauch

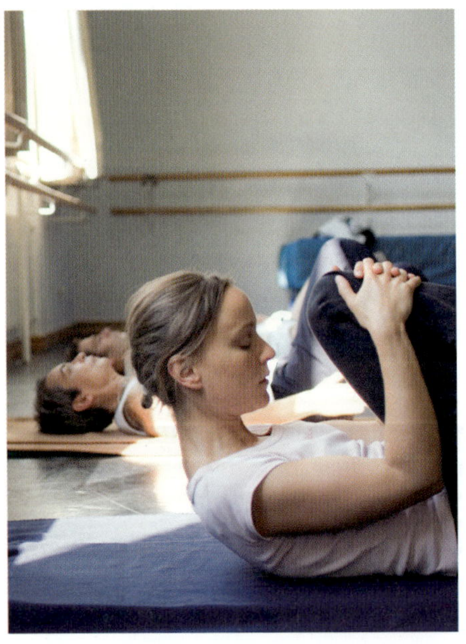

Entspannungsmethoden

Im Laufe der Menschheitsgeschichte sind viele Techniken entwickelt worden, die eine bewusste Entspannung herbeiführen. Grundsätzlich lassen sich dabei drei Gruppen von Entspannungsverfahren unterscheiden:

- Klassische westliche Entspannungsverfahren: Progressive Muskelentspannung, Autogenes Training, Zwerchfellatmung, Vorstellungsübungen
- Meditationsformen, die zur Entspannung genutzt werden können: Atemmeditation, Meditation mit Fokus auf einem Wort, einem Spruch oder als Gebet
- Entspannung durch bewusste Bewegung: Qigong, Tai Chi, Yoga

Einige dieser Methoden werden im Praxisteil vorgestellt. Obwohl die Methoden unterschiedlich erscheinen, haben alle diese Techniken zwei Grundkomponenten: die Fokussierung der Aufmerksamkeit nach innen durch Wiederholung einer körperlichen Aktivität, eines Wortes oder eines Spruches und die passive Abwendung von Alltagsgedanken mit der Rückkehr zur Wiederholung. Da sich Alltagsgedanken immer wieder einschleichen, kämpft man dagegen nicht an, sondern übt die Rückkehr zur Wiederholung während einer Entspannungsübung immer wieder von Neuem. Manche Methoden (z. B. Achtsamkeitsübung, Autogenes Training, Phantasiereisen, Qigong-Übungen in Ruhe) lösen die Entspannungsreaktion über die Ebene der Gedanken bzw. Wahrnehmungslenkung aus. Andere Methoden (z. B. Progressive Muskelentspannung, Yoga, Qigong-Übungen in Bewegung) fördern den entspannten Zustand durch bewusstes An- und Entspannen der willkürlichen Muskulatur.

Das Ziel bewusster Entspannung ist eine Verringerung stressabhängiger physischer Symptome und eine Abnahme von Gereiztheit, Sorgen, Selbstkritik oder negativen Gedanken. Die Stresswiderstandsfähigkeit wird erhöht. Gelassenheit, Selbstakzeptanz und innerer Frieden stellen sich immer mehr ein. Konzentration, Kraft und Energie nehmen kontinuierlich zu.

Experimentieren Sie mit den verschiedenen Techniken und finden Sie heraus, was Ihnen guttut und was Sie vertiefend praktizieren möchten. Menschen reagieren unterschiedlich auf Entspannungstechniken, und jede/r hat einen anderen Anspruch an sich selbst. Daher müssen Dauer und Häufigkeit der Anwendung von Entspannungsverfahren immer dem individuellen Prozess angepasst werden.

Regelmäßiges Üben fördert Entspannung

Allgemein gilt: So wie wir täglich den Körper waschen und versorgen, braucht auch unser Geist Fürsorge. Dazu müssen wie jeden Tag nur etwa 15–20 Minuten investieren. Ungeübte können zu Beginn etwa sechs Wochen bis drei Monate regelmäßig, bestenfalls täglich, üben. Viele Menschen entwickeln in dieser Zeit ein gutes Gespür für den eigenen Körper und die Wirkung der Entspannung und setzen im Laufe der Zeit dann Entspannungsverfahren nach Bedarf ein. Leider bemerkt man das Fehlen einer regelmäßigen Übungspraxis erst dann, wenn es schon wieder zu spät ist und sich beispielsweise die Nackenmuskulatur durch Schmerzen oder starke Verspannungszustände in Form von Gereiztheit melden. Daher ist eine gewisse Regelmäßigkeit von großem Vorteil. In sehr stressigen Zeiten können auch zwei Übungsphasen pro Tag sehr hilfreich sein. Zum Anfangen eignen sich ein Lehrer und die Einbindung in eine Gruppe. Entspannungsverfahren sind für fast alle Menschen geeignet.

Soziale Unterstützung

Soziale Netze schützen die Gesundheit

Eine unserer wichtigsten Gesundheitsressourcen ist ein gutes soziales Netz. Die Qualität der sozialen Kontakte beeinflusst vor allem die psychische Gesundheit, wobei sich, wie jeder aus eigener Erfahrung weiß, sowohl negative als auch positive gesundheitliche Effekte nachweisen lassen.

Unser soziales Umfeld hat einen Einfluss auf unsere Wertvorstellungen und auf unser Verhalten bezüglich Bewegung oder Ernährung, aber auch Rauchen oder Alkoholkonsum. Andererseits beeinflusst der soziale Rückhalt auch unseren Umgang mit Belastungen und mit Krankheiten: Soziale Unterstützung kann gesundheitsgefährdende Wirkungen von Stress gewissermaßen abpuffern. Studienergebnisse zeigen, dass sozial gut integrierte Menschen in Bezug auf Erkrankungs- und Sterblichkeitsraten sowie auf Blutdruck und Adrenalinspiegel deutlich günstigere Werte aufweisen, dass sie Schmerzen besser bewältigen, seltener Therapien abbrechen und von medizinischen und psychologischen Interventionen mehr profitieren als sozial isolierte Menschen.

Forschung zur sozialen Unterstützung

In Studien konnten deutliche Zusammenhänge zwischen der sozialen Unterstützung und Stressbelastung, negativer Gestimmtheit sowie Schlafstörungen gezeigt werden. Menschen mit vielen positiven Sozialkontakten leiden deutlich seltener an diesen Störungen. Eine Studie mit jungen gesunden Menschen fand auch einen Zusammenhang zwischen dem sozialen Netz und der Robustheit des Immunsystems.

Interessant ist in diesem Zusammenhang eine große Studie mit fast 10 000 Männern mit Herzerkrankungen: Wenn Sie die Frage „Zeigt Ihre Frau Ihnen, dass sie Sie liebt“ mit „Ja“ beantworteten, traten im Untersuchungszeitraum von fünf Jahren signifikant seltener Fälle von Angina pectoris auf, auch wenn andere Risikofaktoren wie Alter, Cholesterinspiegel, Blutdruck oder Diabetes mellitus hoch waren.

Im Rahmen der sogenannten Normative Aging-Studie hatten Gesundheitsforscher 774 ältere Männer drei Jahre lang beobachtet, um herauszufinden, welche Einflussfaktoren mit einem hohen Risiko einhergehen, eine koronare Herzerkrankung zu entwickeln. Dazu wurden unter anderem Daten zu Gewicht, Blutfettwerten, Blutdruck, Alkoholkonsum und Rauchen ausgewertet. Außerdem sollten die Probanden Fragen zu ihrer Persönlichkeit beantworten. Knapp sechs Prozent der Probanden, die sich anhand einer Befragung als sehr feindselig erwiesen hatten, entwickelten im Laufe der drei Jahre eine Erkrankung der Herzkranzgefäße. Feindseligkeit war damit der bedeutendste aller erfassten Risikofaktoren.

Empathie, Wertschätzung und Achtsamkeit kultivieren

Der amerikanische Kardiologe Dean Ornish hat durch seine Forschung nachgewiesen, dass sich die Ablagerungen in den Herzkranzgefäßen ohne Medikamente zurückbilden können, wenn eine herzgesunde Ernährung eingehalten wird, gleichzeitig Sport getrieben wird und wenn die herzerkrankten Patienten in Gruppen von Gleichbetroffenen und Gleichgesinnten einander ihr „Herz öffnen". Dabei hält Ornish die emotionale Arbeit und das Öffnen des Herzens für liebevolle Beziehungen für die wichtigsten Heilfaktoren.

Ornish verwendet das eindrucksvolle Bild vom Bypass: Für ihn steht der Bypass als Symbol für unser Medizinsystem, das mit großer Kunstfertigkeit Engstellen am Herzen zu umgehen versteht, ohne nach den Gründen für das Auftreten dieser Verengungen zu fragen. Statt die Hintergründe für die Entwicklung verengter Herzen chirurgisch und kostspielig zu umgehen, plädiert er dafür, die Erkrankung als Chance für persönliche Entwicklung zu nutzen. In dem von ihm entwickelten Gruppenprogramm haben Herzpatienten die Möglichkeit, ihr Herz zu öffnen und gemeinsam einen Lebensstil zu entwickeln, der die Bedingungen für ein herzliches, herzgesundes und glückliches Leben schafft.

Einfühlen und Mitschwingen

Die Fähigkeit eines Organismus, auf veränderte Situationen zu reagieren, sichert sein Überleben. Nur wer sich flexibel auf neue Situationen einstellen kann, wird in der Lage sein, diese auch zu meistern. Diese Fähigkeit äußert sich im zwischenmenschlichen Kontakt als Einfühlungsvermögen. Ein Kommunikationsstil, bei dem das Gegenüber ernst genommen wird, wird einerseits von Qualitäten wie Offenheit, Zuwendung, Interesse, Zuhören und unter Umständen auch von Zuneigung oder Liebe bestimmt. Zum anderen gehören auch das Einfühlen und Mitschwingen sowie das

Empfinden und Äußern von Gefühlen dazu. Genau wie der Pumpvorgang des Herzens aus einer passiven Phase des Öffnens, Leerwerdens und Empfangens gefolgt von einer Phase des aktiven Komprimierens besteht, ist der zwischenmenschliche Austausch vom harmonischen Wechsel von Nehmen und Geben bestimmt. Ein gesundes Regulationsvermögen ist dabei mit der Fähigkeit verbunden, kleine Veränderungen innerhalb dieses Wechselspiels zuzulassen.

Jeder und jede Interessierte kann für sich prüfen, welche Lebensstilbereiche einer Entwicklung bedürfen, damit alle Potentiale des Organismus aktiviert werden. So kann man lernen, mit der bestehenden Herzerkrankung bestmöglich zu leben. Auf dem Weg dazu sollten die Bedingungen geschaffen werden, unter denen sich die Selbstheilungskräfte optimal entfalten. Menschen, die ein erhöhtes Risiko haben, eine koronare Herzkrankheit zu entwickeln und jene, die bereits verengte Blutgefäße, aber noch keine Beschwerden haben, können eine Menge tun, um gesund zu bleiben. Hierzu gehört in erster Linie die Verringerung von veränderbaren Risikofaktoren.

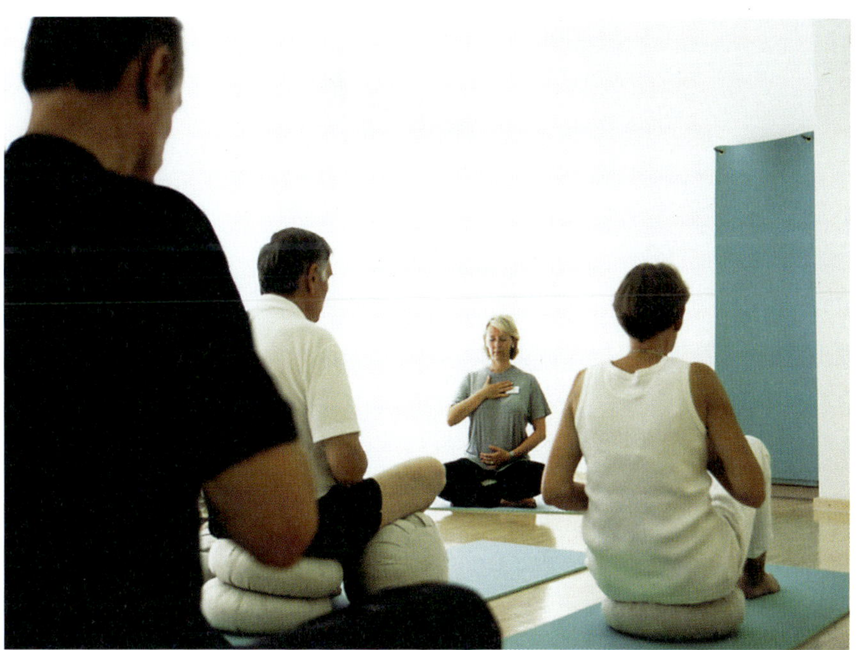

Das Wichtigste in Kürze

Ein herzgesunder Umgang mit Stress und Belastungen beginnt bei der Kultivierung von Freude. Lassen Sie Ihre Achtsamkeit bewusst auf den erfreulichen Dingen des Alltages ruhen und lernen Sie positive Stressbewältigung. Es kann zudem sehr sinnvoll sein, die eigenen Werte und Glaubenssätze auf ihre Angemessenheit zu überprüfen und gegebenenfalls zu ändern, um auf Dauer nicht übermäßig unter Stress zu geraten. Das Erlernen von Entspannungstechniken verringert die Anfälligkeit für Stress und hat deutliche Effekte auf das Herz-Kreislaufsystem.

Von zentraler Bedeutung ist die Kultivierung eines achtsamen und wertschätzenden Stils des Umgangs mit anderen Menschen. Nähe, Liebe und soziale Unterstützung erweisen sich als unschätzbar wertvoll für ein gesundes und glückliches Leben.

Teil III: Der Weg zu einem herzgesunden Lebensstil – Anleitung und Praxis

Kapitel 1: Fünf Stufen der Lebensstilveränderung

Das Verhalten mit Erfolg ändern

Im zweiten Teil haben wir Ihnen die Bereiche vorgestellt, in denen eine Lebensstilveränderung für Ihre Herzgesundheit wichtig ist: Ernährung, Bewegung, naturheilkundliche Selbsthilfe und Umgang mit Stress und Belastungen. In diesem Teil des Buches geht es um die praktische Umsetzung. Dazu wollen wir Ihnen zunächst die fünf Stufen der Lebensstilveränderung vorstellen und Anregungen geben, die Ihnen bei den einzelnen Schritten helfen sollen.

Damit Ihre Bemühungen für eine Lebensstilveränderung von Erfolg gekrönt werden, empfehlen wir Ihnen, die fünf Stufen Schritt für Schritt durchzuarbeiten. Nehmen Sie sich aber nicht zu viel auf einmal vor, und beginnen Sie zunächst mit einem Lebensstilbereich, in dem Sie die fünf Stufen durchgehen.

Mit dem Kauf dieses Buches haben Sie wahrscheinlich die erste Stufe bereits hinter sich. Der Vollständigkeit halber beginnen wir trotzdem am Anfang.

1. Stufe: Absichtslosigkeit

Wenn Sie nach dem Selbsttest „Wie gesund ist mein Lebensstil" (ab Seite 41) noch keinen rechten Impuls für eine Lebensstilveränderung bei sich wahrnehmen, sind Sie für alle Lebensstilbereiche auf der ersten Stufe. Das heißt, zur Zeit verspüren Sie keine Absicht, etwas zu verändern.

Hilfestellung „Impuls"

Sie könnten sich überlegen, in welchem Bereich Sie eine Veränderung am ehesten interessiert. Dies kann z. B. der Bereich sein, der Ihnen im Augenblick am wichtigsten erscheint. Gehen Sie im Geist Ihre Ernährungs- und Bewegungsgewohnheiten durch. Überlegen Sie, wie Sie sich nach Belastungen und Stress erholen und ob für Sie nicht eine der einfach durchzuführenden naturheilkundlichen Selbsthilfestrategien nützlich sein könnte.

Wenn Sie eine Entscheidung getroffen haben, lesen Sie sich das entsprechende Kapitel zu diesem Bereich aus Teil II noch einmal in Ruhe durch.

Haben die Informationen, die Sie dadurch erhalten haben, bei Ihnen ein zögerliches „ja" zu einer Lebensstilveränderung aufkeimen lassen, waren Ihre Bemühungen erfolgreich, und Sie haben sich der zweiten Stufe bereits angenähert.

2. Stufe: Absichtsbildung

Auf der zweiten Stufe haben Sie sich für eine Lebensstilveränderung entschieden, pendeln aber zwischen „ja" und „aber" hin und her: „Ja, ich weiß, es wäre gut, mich mehr zu bewegen, aber wie soll ich das neben den vielen Terminen noch schaffen?"

Hilfestellung „Vorteile – Nachteile"

Für Ihr „ja – aber" bietet sich das Bild einer Waage an, deren Waagschalen immer wieder auf und ab pendeln, je nachdem, wie viele Vor- und Nachteile Sie finden.

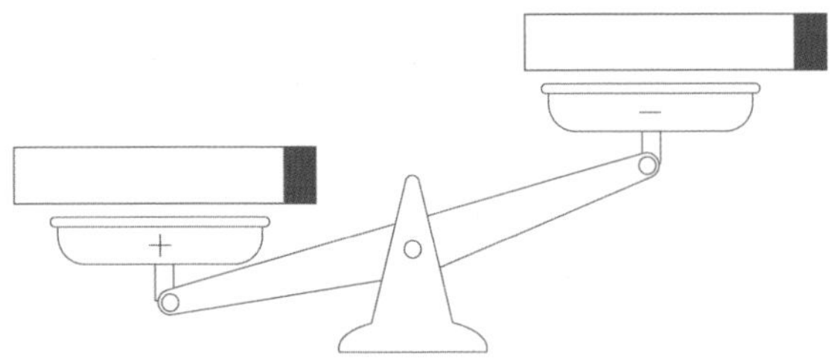

Wenn Sie z. B. den Bereich „Bewegung" gewählt haben, könnte die Waage so aussehen:

Geplante Lebensstiländerung im Bereich: Bewegung

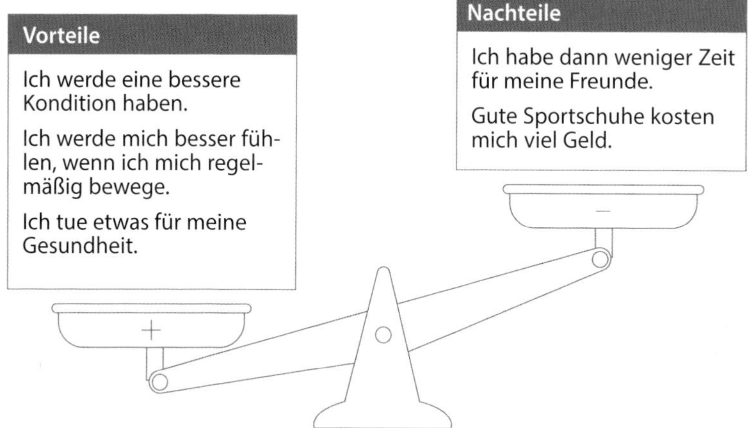

Falls es Ihnen schwerfällt, die Waagschale mit den Vorteilen gut für sich zu füllen, können Sie das entsprechende Kapitel zu diesem Lebensstilbereich in Teil II des Ratgebers noch einmal lesen – oder Sie unterhalten sich mit einem Freund oder einer Freundin darüber. Eine Unterstützung in Ihrem sozialen Netz zu suchen, kann auch bei den nächsten Stufen der Lebensstilveränderung hilfreich und erleichternd sein.

Arbeitshilfe „Vorteile – Nachteile"

Die folgende Arbeitshilfe soll Ihnen die Vor- und Nachteile einer Lebensstilveränderung verdeutlichen. Um die Waage zu einem klaren Ausschlag zu bringen, füllen Sie die Waagschale einfach aus.

Geplante Lebensstiländerung im Bereich: ______________________

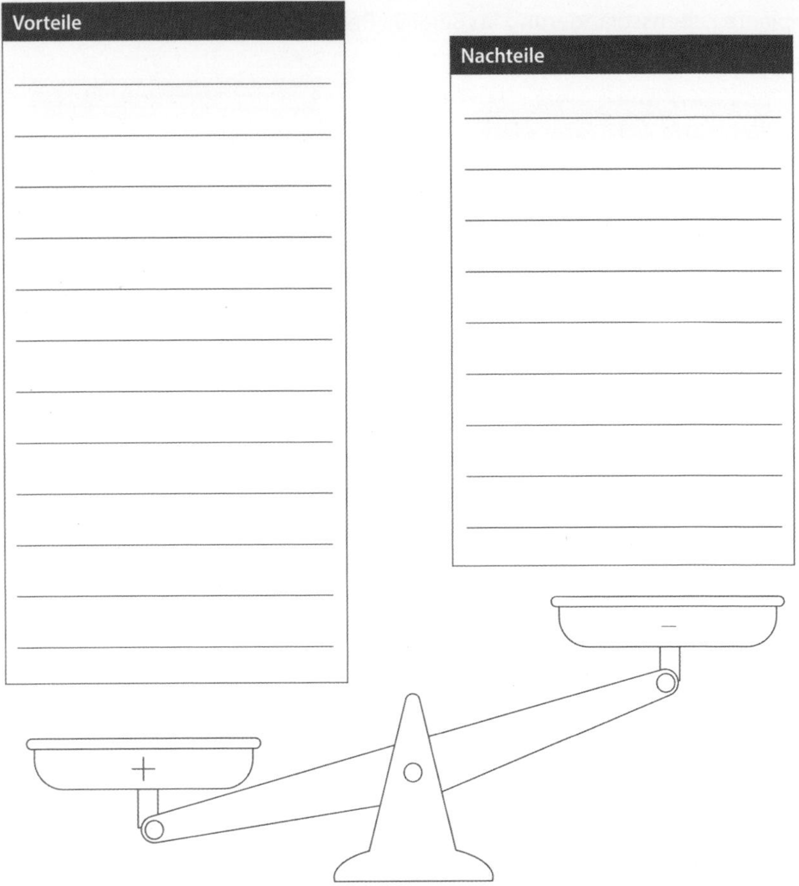

Wenn Sie so weit fortgeschritten sind, dass Ihre Waage eindeutig bei den Vorteilen ausschlägt, gehen Sie zum nächsten Arbeitsschritt.

Arbeitshilfe „Motivation"

Stellen Sie sich jetzt zwei Fragen, um Ihre Motivation zu überprüfen:

1. „Wie wichtig ist es mir, das Verhalten zu ändern?"
Bewerten Sie Ihren Wunsch auf einer Skala von 0 bis 10. 0 bedeutet, dass es Ihnen gar nicht wichtig ist, 10 bedeutet, dass es Ihnen sehr wichtig ist. Bitte machen Sie einen Kreis um die Zahl, die am ehesten zutrifft.

0 - 1 - 2 - 3 - 4 - 5 - 6 - 7 - 8 - 9 - 10
gar nicht wichtig sehr wichtig

2. „Wie zuversichtlich bin ich, auch unter schwierigen Bedingungen das neue Verhalten beizubehalten, wenn ich mich dazu entschieden habe?"
Bewerten Sie Ihre Zuversicht auf einer Skala von 0 bis 10. 0 bedeutet, dass Sie gar nicht zuversichtlich sind, 10 bedeutet, dass Sie sehr zuversichtlich sind. Bitte machen Sie einen Kreis um die Zahl, die am ehesten zutrifft.

0 - 1 - 2 - 3 - 4 - 5 - 6 - 7 - 8 - 9 - 10
gar nicht zuversichtlich sehr zuversichtlich

Liegt der Wert bei der ersten Frage unter 7, sollten Sie sich noch Zeit mit Ihrer Vor- und Nachteile-Liste nehmen und mehr Vorteile suchen.

Liegt der Wert bei der zweiten Frage unter 7, erinnern Sie sich an Lebensstilveränderungen, die Ihnen in Ihrem Leben schon gelungen sind. Was hat Ihnen damals dabei geholfen? Wie haben Sie es geschafft, am Ball zu bleiben? Oder fragen Sie Freunde nach Ihren Stärken.

Wenn Sie in Ihrem Prozess so weit vorangeschritten sind, dass beide Werte über 7 liegen und Sie bei einem eindeutigen „ja" zur Veränderung angelangt sind, haben Sie die nächste Stufe erfolgreich erklommen.

3. Stufe: Vorbereitung

Wie bei jedem anderen wichtigen Vorhaben – und etwas für Ihre Gesundheit zu tun, ist ein äußerst wichtiges Vorhaben – ist auch hier eine gute Vorbereitung und Planung hilfreich.

Kaum jemand fährt in den Urlaub, ohne diesen zu planen. Sie überlegen, wo Sie hinfahren wollen, fragen Freunde, die schon dort waren, nach Tipps für eine gute Unterkunft, überlegen, was Sie mitnehmen müssen, wie Sie hinkommen, suchen sich eine Fahrtroute aus und bedenken Ausweichstrecken für den Fall eines Staus.

Damit Ihre Lebensstilveränderung gelingen kann, erhalten Sie von uns Tipps für eine gute Planung.

Hilfestellung „Ziele"

Zur Vorbereitung auf die Lebensstilveränderung formulieren Sie zunächst ein Ziel: „Wo will ich hin?" Dieses Ziel sollte klar, erreichbar und so konkret wie möglich formuliert sein:

Statt: „Ab nächste Woche gehe ich regelmäßig eine Stunde joggen."
Besser: „Ab nächste Woche gehe ich Montag, Mittwoch und Freitag direkt im Anschluss an die Arbeit eine halbe Stunde zügig spazieren."

Arbeitshilfe „Ziele"

Formulieren Sie ein klares, realistisches und überprüfbares Ziel für die Lebensstilbereiche, in denen Sie Veränderungen durchführen wollen und tragen dies in die Tabelle ein:

Alltagsbereich	Ziel
Ernährung	
Bewegung	
Naturheilkundliche Selbsthilfe	
Umgang mit Stress und Belastungen	

Anschließend geht es darum zu überlegen, was Ihnen auf dem Weg zu Ihrem Vorhaben in die Quere kommen könnte. Schließlich kennen Sie sich und Ihren „inneren Schweinehund"!

Wenn Sie diese sogenannten Barrieren ermittelt haben, machen Sie sich auf die Suche nach geeigneten Gegenmaßnahmen.

Hilfestellung „Barrieren und Gegenmaßnahmen"

Tragen Sie Ziel, Barrieren und Gegenmaßnahmen in eine Tabelle ein. Für den Bereich Bewegung könnten Ihre Eintragungen so aussehen:

Ziel	Barrieren	Gegenmaßnahmen
3 x 30 Minuten walken	Es regnet.	Immer geeignete Kleidung einpacken.
	Ich habe heute keine Lust.	Mit Freunden verabreden oder einer Walking-Gruppe anschließen.

Arbeitshilfe „Barrieren und Gegenmaßnahmen"

Füllen Sie die folgende Tabelle aus:

Ziel	Barrieren	Gegenmaßnahmen

Ein Ziel kann von vielen verschiedenen möglichen Barrieren torpediert werden. Es ist daher immer hilfreich, wenn Sie Ihr soziales Umfeld nutzen: Wer kann Sie bei Ihrem Vorhaben unterstützen?

4. Stufe: Handlung

Sie haben auf den ersten drei Stufen einen guten Plan erstellt. Von der Planung schreiten Sie auf der 4. Stufe zur Handlung. Wir wünschen Ihnen viel Freude dabei.

Hilfestellung „Gesundheitstagebuch"

Damit es leichter für Sie wird, am Ball zu bleiben, könnten Sie ein Tagebuch führen und dort eintragen, was Sie täglich für Ihre Gesundheit getan haben. Damit sehen Sie auf einen Blick, wie regelmäßig und in welchem Umfang Sie an Ihrer Lebensstilveränderung arbeiten. Ein Gesundheitstagebuch für eine Woche könnte so aussehen:

Gesundheitstagebuch von Montag, den 5. bis Sonntag, den 11. November

Gesundheitsbereich	Ziel	Mo	Di	Mi	Do	Fr	Sa	So
Ernährung	vegetarisch	✓		✓	✓	✓		
Bewegung	30 Minuten walken	✓	✓		✓			
Naturheilkundliche Selbsthilfe	Bürstenmassage	✓	✓	✓	✓	✓	✓	✓
Umgang mit Stress und Belastung	Atem-beobachtung		✓			✓	✓	✓

Arbeitshilfe „Gesundheitstagebuch"

Füllen Sie Ihr Tagebuch regelmäßig aus:

Gesundheitstagebuch von ______________ bis ______________

Gesundheitsbereich	Ziel	Mo	Di	Mi	Do	Fr	Sa	So
Ernährung								
Bewegung								
Naturheilkundliche Selbsthilfe								
Umgang mit Stress und Belastung								

Überlegen Sie, wie Sie sich selbst für Ihren Erfolg belohnen können: „Wenn ich es geschafft habe, vier Wochen wie geplant zu walken, belohne ich mich mit einem Kino-Besuch." Halten Sie sich immer wieder vor Augen, was Sie schon erreicht haben und worauf Sie stolz sein können.

Wenn Sie Ihre Lebensstilveränderung erfolgreich seit einem halben Jahr praktizieren, rücken Sie auf die nächste Stufe.

5. Stufe: „Aufrechterhaltung"

Sie sind seit mehr als sechs Monaten am Ball und haben die Lebensstilveränderung erfolgreich in Ihren Alltag eingebaut. Sie können sehr stolz auf sich sein!

Um eine Lebensstilveränderung jedoch zu einer angenehmen Gewohnheit werden zu lassen, sollten Sie während der nächsten sechs Monate wachsam sein und den weiteren Vertiefungsprozess bewusst begleiten.

Hilfestellung „Vertiefungsprozess"

Halten Sie sich immer wieder vor Augen, welchen Nutzen Sie aus dem geänderten Verhalten ziehen können und was Ihnen bislang am meisten geholfen hat.

Besprechen Sie Ihr neues Verhalten immer wieder mit Ihrem Partner und Freunden. Es ist wichtig, dass das soziale Umfeld Ihren neuen Lebensstil kennt und weiterhin unterstützt, und vielleicht finden Sie ja noch Mitstreiter.

Vergessen Sie nicht, Ihrem behandelnden Arzt von Ihrer Lebensstilveränderung zu berichten. Es könnte sein, dass die Medikation angepasst werden muss. Und vor allen Dingen: Seien Sie stolz auf sich – Sie haben allen Grund dazu!

Arbeitshilfe „Zwischenbilanz"

In der Phase der Aufrechterhaltung sollten Sie immer wieder Zwischenbilanz ziehen. Füllen Sie hierzu nach sechs Monaten, nach neun Monaten und nach einem Jahr die folgende Tabelle aus:

Geändertes Verhalten	Mein Nutzen	Wer unterstützt mich

Der Umgang mit „Ausrutschern"

Spätestens an dieser Stelle ist es uns wichtig, darauf hinzuweisen, dass „Ausrutscher" – also Phasen, in denen Sie von Ihrem Vorhaben, das Verhalten zu ändern, abkommen – normal sind und in jeder Stufe zum Prozess gehören.

Gerade in belastenden Lebensphasen passiert es leicht, dass der Mensch in „alte Gewohnheiten" zurückfällt. In einer solchen Situation sollten Sie sich nicht selbst verurteilen. Im Gegenteil: Sie wissen jetzt genau, welche Barrieren aufgetaucht sind, die Ihnen im Vorfeld nicht eingefallen sind. Das heißt, Sie haben neue und wertvolle Informationen zur Verfügung, die Sie in Ihre erneute Planung aufnehmen können, und sind damit noch besser gewappnet.

Wir haben für jede Stufe Hilfestellungen beschrieben. Schauen Sie bei einem Ausrutscher einfach erneut in die jeweils zurückliegende Stufe und wählen Sie die für Sie sinnvollste und hilfreichste Strategie aus, um erneut in den Prozess einzusteigen.

Kapitel 2: Ernährung und Rezepte

Als Anregung für eine herzgesunde Ernährung haben wir Rezepte für Sie zusammengestellt, die den Patienten in der Klinik für Naturheilkunde & Integrative Medizin angeboten werden. Eine vollständigere Sammlung der Rezepte finden Sie in S. Bosmann, A. Paul: *Vegetarisch vollwertig kochen* (Essen: KVC 2021).

Frühstück

Frühstücksbrei

Zutaten für 1 Portion:

- 4 EL Getreideflocken (z. B. Dinkel, Hafer, Hirse)
- 1 Portion Mandelmilch
- 2 Trockenfrüchte (Datteln, Feigen, Aprikosen) oder ein paar Rosinen
- 1 Handvoll frisches Obst nach Saison
- Gewürze nach Geschmack (z. B. Zimt, Vanille, Ahornsirup)

Zubereitung:

Die Flocken zusammen mit den Trockenfrüchten in der Mandelmilch aufkochen lassen, vom Herd nehmen, zugedeckt einige Minuten ausquellen lassen. Umrühren und evtl. mit Zimt, Vanille, Ahornsirup abschmecken. Das frische Obst zerkleinert unterheben.

Haferbrei mit Birnen

Zutaten für 2 Portionen:

- 140 g Haferflocken
- 300 ml Kuhmilch, Reis- oder Hafermilch
- 1–2 Birnen (je nach Größe)
- 1 TL Zitronensaft
- 1–2 TL Honig

Zubereitung:

Die Flüssigkeit in einem Topf auf mittlerer Temperatur erhitzen, bis sie fast kocht. Haferflocken einrühren und kurz aufkochen lassen. Den Topf schließen und bei schwacher Hitze wenige Minuten quellen lassen. Die Birnen (evtl. schälen) in größere Stücke schneiden, Zitrone und Honig zugeben, grob pürieren und unter den Getreidebrei mischen.

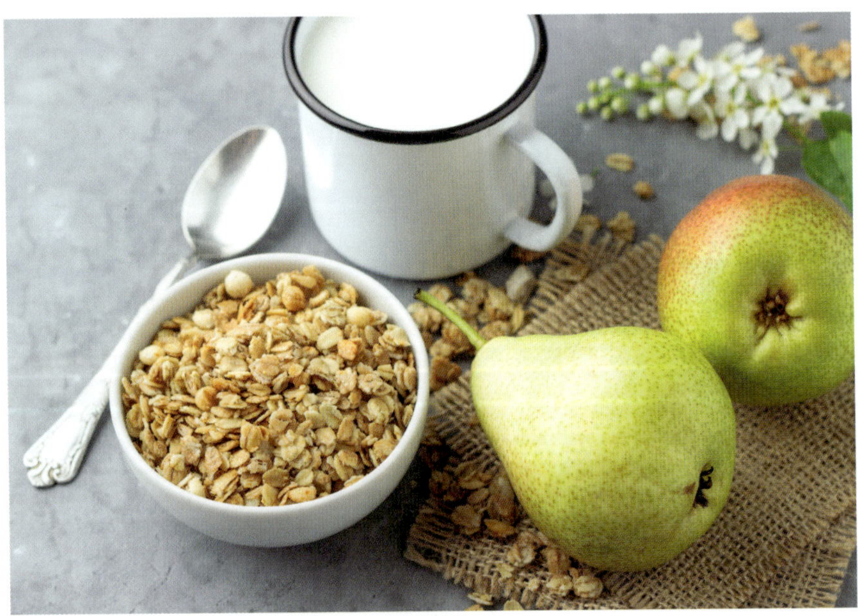

Brotaufstriche

Avocadocreme

Zutaten für 2 Portionen:

- 1 reife Avocado (gibt auf Druck leicht nach)
- 1 TL Zitronensaft
- Salz, Pfeffer, frische Kräuter (nach Geschmack)

Zusätze als Varianten:

- Mild: 70g Magerquark, Hüttenkäse oder Frischkäse
- Deftig: 1 kleine Zwiebel oder Schalotte, 1 Knoblauchzehe, feingehackt
- Herzhaft oder fruchtig: 1 Tomate oder 1 Apfel, kleingewürfelt

Zubereitung:

Die Avocado halbieren und entkernen. Das Fruchtfleisch mit einem Löffel ausschälen. Avocado mit einer Gabel zerdrücken und mit allen Zutaten gründlich vermengen. Mit den Gewürzen abschmecken.

Hüttenkäse pikant

Zutaten für 2 Portionen:

- 150 g Hüttenkäse (halbfett oder fettarm)
- 1 TL Currypulver
- 3 kleine Gewürzgurken
- 5 schwarze Oliven ohne Stein
- ½ rote, gelbe oder orange Paprikaschote
- 1 Prise Meersalz, Pfeffer oder Paprikapulver scharf

Zubereitung:

Hüttenkäse mit Curry vermischen. Gewürzgurken in kleine Würfel schneiden. Die Oliven feinhacken. Paprika waschen, putzen und in feine Streifen oder Würfelchen schneiden. Gewürzgurken, Oliven und Paprika unter den Hüttenkäse mischen und abschmecken.

Italienische Petersilienpaste

Zutaten für 8 Portionen:
- 100 g Pinienkerne
- 2 Bund Petersilie
- 2 Knoblauchzehen
- 3 Esslöffel Parmesan, frisch gerieben
- 2–4 EL kaltgepresstes Olivenöl
- 1 EL Zitronensaft
- Meersalz, weißer Pfeffer, frisch gemahlen

Zubereitung:
Die Pinienkerne in der Pfanne bei mittlerer Hitze ohne Fett rösten, bis sie goldgelb sind. Auskühlen lassen und feinmahlen. Petersilie waschen und trockenschütteln, von den groben Stielen befreien und feinhacken. Den Knoblauch ebenfalls feinhacken. Die gemahlenen Pinienkerne, die zerkleinerte Petersilie, den gehackten Knoblauch und den Parmesan unter Zugabe von Olivenöl portionsweise im Mixer bzw. mit dem Pürierstab zu einer glatten Paste verarbeiten. Mit Zitronensaft, Salz und Pfeffer pikant abschmecken. Im Kühlschrank und luftdicht verschlossen ist die italienische Petersilienpaste bis zu zwei Wochen haltbar.

Hauptgerichte

Kartoffelsalat (herzhaft)

Zutaten für 2 Personen:
- 1 Zwiebel
- 1 EL Kapern
- 4 EL Apfelessig (naturtrüb)
- 6 EL Rapsöl
- ½ TL Salz oder Kräutersalz
- ½ TL Paprikapulver
- ½ Tasse Apfelsaft (oder Orangensaft)

- 400 g Pellkartoffeln
- 1 rote Paprikaschote
- 1 Bund Radieschen
- ½ Salatgurke
- 3 kleine Gewürzgurken

Zubereitung:
Für die Marinade die Zwiebel zerkleinern und mit den Kapern, dem Apfelessig, dem Rapsöl, Salz, Paprikapulver und dem Apfelsaft verrühren.

Kartoffeln garkochen, abkühlen lassen, schälen und kleinschneiden. Paprika, Radieschen und Salatgurke waschen, putzen, mit den Gewürzgurken kleinschneiden und unter die Marinade heben. Mit Schnittlauch garnieren.

Gemüsefenchel mit Pecorino

Zutaten für 2 Personen:
- 4 Fenchelknollen
- 1 Knoblauchzehe
- ½ unbehandelte Zitrone
- 1TL Meersalz
- 2 EL Olivenöl oder Walnussöl
- 150 mittelalter Pecorino (Parmesan oder Manchego)

Zubereitung:
Fenchel putzen und harte äußere Blätter notfalls entfernen. In Spalten schneiden und mit Knoblauch, Zitrone (in Scheiben), Öl und Salz in einen Topf geben. Mit Wasser bedeckt zum Kochen bringen. 20 Minuten bei mittlerer Hitze köcheln lassen. In der Zwischenzeit den Käse reiben.

Den Fenchel abgießen und gut abtropfen lassen, dann in eine ofenfeste Form geben, die zuvor mit Knoblauch ausgerieben und mit Öl eingepinselt wurde. Pfeffern, mit Olivenöl beträufeln, Käse über das Gemüse verteilen und im vorgeheizten Backofen unter den Grill stellen, bis der Käse gebräunt ist (ca. 5 Minuten). Am besten sofort servieren. Das Gericht schmeckt köstlich zu Vollkornbrot.

Geschichtete Zucchini mit Schafskäse

Zutaten für 4 Personen:

- 2 Zwiebeln
- 2 Knoblauchzehen
- 2 Zucchini
- 3 Fleischtomaten
- 1 Bund Petersilie
- 8 Zweige frischer Thymian
- 500 g Schafskäse
- Meersalz, frisch gemahlener Pfeffer
- Alfalfasprossen, frisch gekeimt

Zubereitung:

Die Zwiebel und die Knoblauchzehen schälen und feinhacken. Petersilie und Thymian waschen und trocken schwenken. Die Petersilie feinhacken, die Thymianblätter von den Stielen zupfen. Mit Pfeffer und Salz vermengen.

Zucchini (schräg) und Fleischtomaten in Scheiben schneiden. Schafskäse in dünne Scheiben schneiden.

Eine ofenfeste Form mit Knoblauch ausreiben und mit Öl bepinseln. Zucchini, Schafskäse und Fleischtomaten hineinschichten. Darüber und dazwischen die Kräuter-Salz-Zwiebelmischung geben. Die Form in den Backofen stellen und ca. 35 Minuten bei 200 Grad backen.

Mit frischen Alfalfa-Sprossen zu Vollkornbrot oder Backofenkartoffeln servieren.

Paprikaschoten mit Spinat und Polenta

Zutaten für 4 Personen:

- 80 g Spinat (Tiefkühlware)
- 1 Zwiebel
- 1 Knoblauchzehe
- 2 EL Olivenöl
- 700 ml Gemüsebrühe
- 150 g Maisgrieß (Polenta)
- abgeriebene Schale und Saft von einer unbehandelten kleinen Zitrone
- 2 Eier
- ¼ TL Meersalz, 1 Msp. Pfeffer
- 3 EL Tomatenmark
- 4 Paprikaschoten

Zubereitung:
Spinat auftauen lassen und ausdrücken (Wasser zur Gemüsebrühe geben). Zwiebel und Knoblauch schälen und feinwürfeln. Öl in der Pfanne erhitzen und Zwiebel und Knoblauch darin andünsten. 350 ml Gemüsebrühe angießen, aufkochen lassen. Polenta einrühren, unter Rühren nochmals aufkochen und einige Minuten quellen lassen. Etwas abkühlen lassen. Zitronenschale und -saft sowie die Eier einrühren. Mit Salz und Pfeffer abschmecken. Polentamasse in 2 Portionen teilen. Spinat in die eine und Tomatenmark in die andere Portion rühren.

Von den Paprikaschoten einen Deckel abschneiden, die Kerne und die feinen weißen Scheidewände entfernen. Paprikaschoten ausspülen. Zuerst die Spinat-Polenta und dann die Tomaten-Polenta mit einem Löffel einfüllen, jede Schicht glattstreichen, dann eine Stunde kühl stellen. Gefüllte Paprika in eine feuerfeste Form setzen und den Deckel aufsetzen. Die restliche Gemüsebrühe in die Form gießen. Im vorgeheizten Backofen bei 200 Grad (Umluft 170 Grad) 40–50 Minuten backen.

Tipp: Statt Polenta kann auch Hirse oder Bulgur verwendet werden.

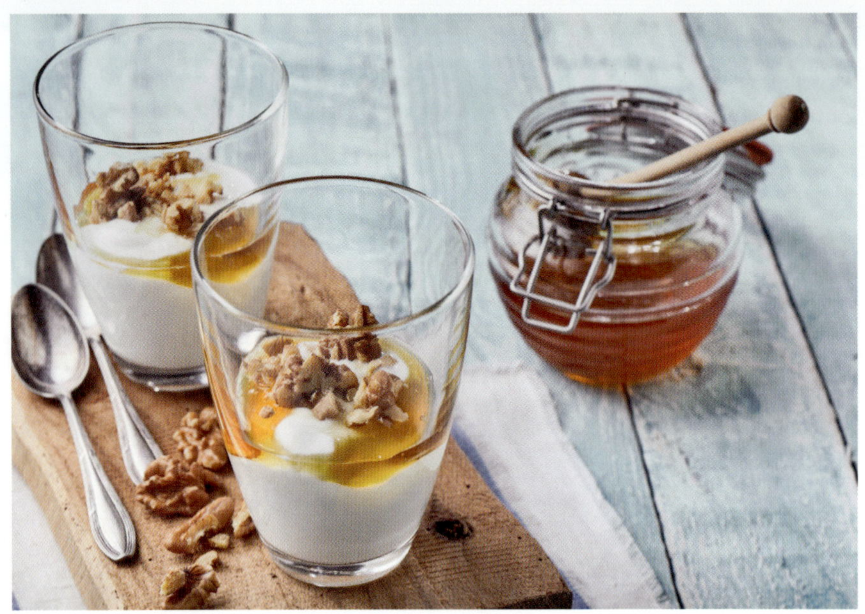

Nachtisch

Joghurt mit Honig und gerösteten Walnüssen

Zutaten für 4 Personen:

- 200 g griechischer fester Joghurt
- Honig (flüssig, kaltgeschleudert)
- 10 Walnusshälften

Zubereitung:
Walnüsse in der Pfanne ohne Öl rösten. Joghurt auf Schüsselchen verteilen, mit je 1 TL Honig überträufeln, geröstete Walnüsse darüber geben.

Gewürzjoghurt

Zutaten für 1 Portion:

- 1 kleiner Biojoghurt
- 1 Espressolöffel Kurkuma (Gelbwurz)
- 1 cm frische Ingwerwurzel
- ½ Espressolöffel Zimt, 1 Prise schwarzer Pfeffer
- 2 TL Leinöl
- Süßungsmittel (Akazienhonig, Kokosblütenzucker, Maulbeersirup, Agavensirup, Stevia)

Zubereitung:
Öl und Joghurt verrühren. Den Ingwer schälen und hacken oder reiben. Die Gewürze dazugeben und alles verrühren. Nach Geschmack süßen.

Bananentraum

Zutaten für 1–2 Portionen:

- 1 reife Banane
- 1 Becher Naturjoghurt, Seidentofu, Magerquark oder Sojaghurt
- 1 EL Cashewkerne
- Gewürze nach Geschmack (z. B. Vanille, Kardamom, Nelke, Zimt)

Zubereitung:
Die geschälte Banane für circa ½ Stunde ins Eisfach legen. Anschließend mit den anderen Zutaten im Mixer pürieren und abschmecken.

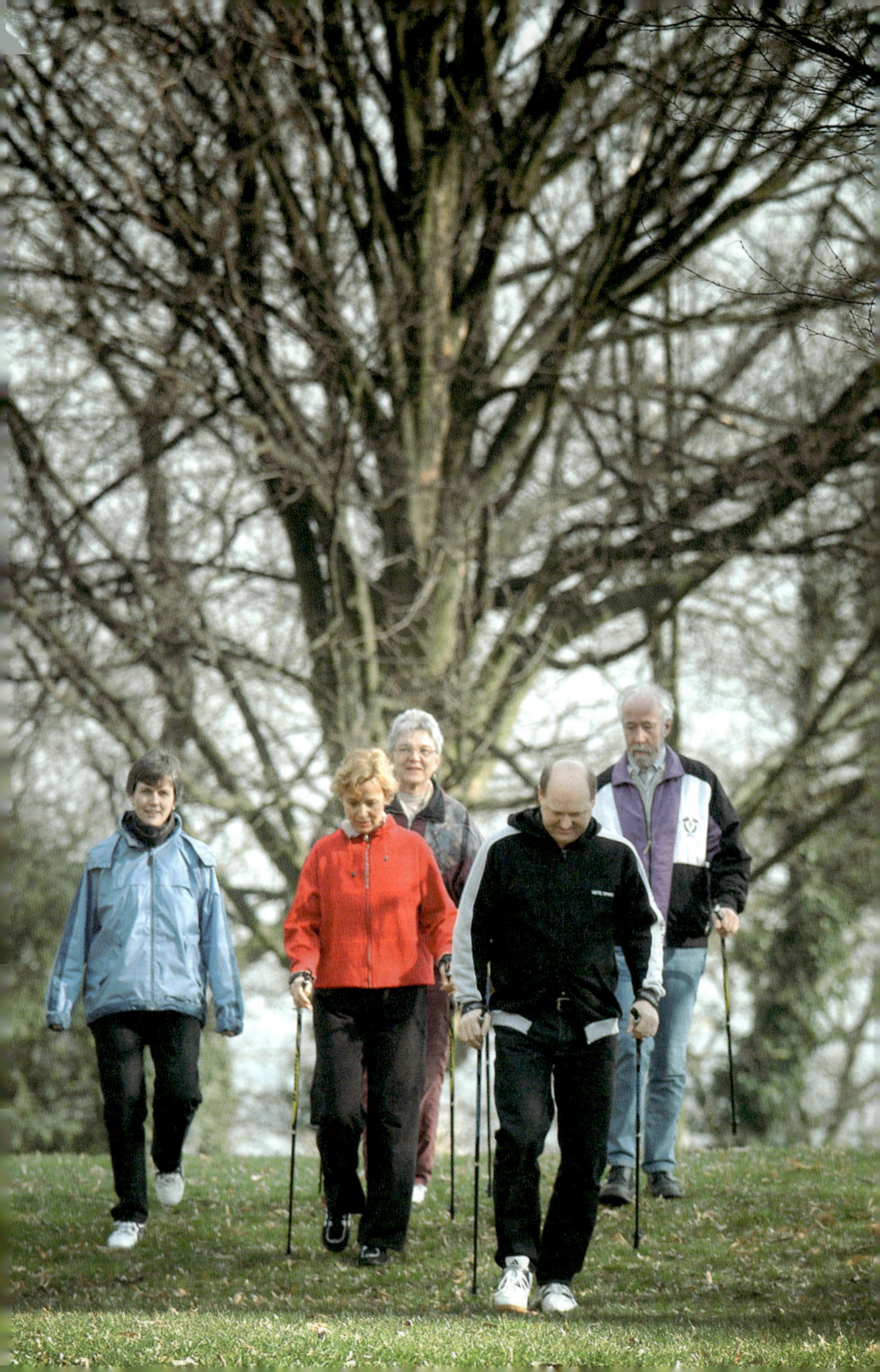

Kapitel 3: Bewegung

Walking – Gehen

Als „sanfte“ Ausdauersportart spricht das Walking alle Alters- und Leistungsgruppen an. Bei Patienten mit Herz-Kreislaufproblemen wird es in der Nachsorge seit Jahren mit Erfolg durchgeführt.

Beim Walking kann man die Kräfte dosiert einsetzen, und die Gelenke werden deutlich weniger belastet als beim Joggen. Da das Walking viele Muskelgruppen anspricht, ist es ein aktives Muskeltraining für die Beine, das Gesäß, die Rumpfmuskulatur, die Schultern und die Arme. Es eignet sich sehr gut für Menschen mit Rückenproblemen und Übergewicht. Es kommt auch seltener zur Überforderung als beim Laufen, da das Walking nicht so anstrengend ist. Gehen Sie in einem Tempo, das Gespräche noch ermöglicht.

Technik

Walking heißt übersetzt einfach „Gehen“. Gehen ist die ursprüngliche Fortbewegungsart des Menschen. Gehen ist eine Alltagsbewegung und muss deshalb nicht grundlegend neu erlernt werden. Dennoch sollte man folgende Hinweise beachten:

- Beim Walking bleibt der Oberkörper möglichst ruhig.
- Die Füße werden mit leicht gebeugten Knien von der Ferse an über den ganzen Fuß bis hoch auf den Ballen gerollt. Dabei folgt nach dem Abrollen des Fußes eine Abdruckbewegung vom Fußballen, bei der die Zehen unterstützend mitwirken. Es besteht ständig Bodenkontakt, so dass weniger Stoßkraft in den Gelenken auftritt als beim Jogging.
- Die Arme unterstützen die Bewegung der Beine aktiv.
- Während des Walkings nehmen Sie eine aufrechte Körperhaltung ein, die über die Kopfhaltung und den Rumpf gesteuert wird. Der Blickpunkt

liegt ca. vier bis fünf Meter vor Ihnen. In der natürlichen aufrechten Position können die Schultern entspannt und locker hängen.

- Der Brustkorb wird gehoben und das Becken leicht nach hinten gekippt, wodurch der Körper sich aufrichtet und ein Hohlkreuz vermieden wird. Hierbei wird die physiologische Schwingung der Wirbelsäule gefördert.
- Wichtig ist die Koordination von Armen und Beinen. Sie nehmen mit einem Schritt immer den entgegengesetzten Arm mit nach vorn, also rechtes Bein und linker Arm, linkes Bein und rechter Arm. Diese Bewegung unterstützt das Abstoßen der Beine und mobilisiert die Wirbelsäule. Dabei werden die Arme aktiv nach vorn oben gezogen und passiv nach hinten geführt. Die Arme sollten wie ein Pendel um die Schulter als Drehpunkt und neben dem Körper geführt werden.
- Die Atmung ist beim Walking gleichmäßig und tief, aber nicht maximal. Als Richtlinie bietet sich ein Dreier-Rhythmus an, bei dem über drei Schritte ein- und über drei Schritte ausgeatmet wird. Es ist in jedem Fall gut, wenn Sie Ihren individuellen Atemrhythmus finden.

Nordic Walking

Nordic Walking ist eine intensivere Form des Walkings, bei der zusätzlich Stöcke eingesetzt werden. Es ist ein effektives Ganzkörpertraining, das Arme, Schultern, Brust- und Rückenmuskeln stärkt und die Haltung verbessert. Der Energieverbrauch ist höher als beim Walking. Die Gelenke und die Wirbelsäule werden beim Lauf auf ebener Strecke durch die Stöcke um bis zu fünf Kilo pro Schritt entlastet.

Technik

Wie beim Walking setzen Sie auch beim Nordic Walking die Ferse auf, rollen über die Sohle ab und stoßen sich mit dem Ballen nach vorne ab. Bleiben Sie in den Knien leicht gebeugt und nehmen immer den entgegengesetzten Arm mit: rechtes Bein und linker Arm, linkes Bein und rechter Arm. Mit dem rechten Stock etwa auf Höhe der linken Ferse auf den Boden aufsetzen, wenn die linke Ferse den Boden berührt – und umgekehrt. Stöcke ganz nah am Körper und parallel zur Laufrichtung führen. Stemmen Sie dazu die Stockspitze fest auf, drücken sie vom Boden ab und schwingen den Stock kraftvoll nach hinten. Halten Sie sich aber an den Stöcken nicht krampfhaft fest: Wenn der Stock nach hinten schwingt, Finger kurz öffnen (der Stock wird eine Zeit lang nur durch die Handschlaufen gehalten). Wenn er wieder nach vorn schwingt, Finger um den Griff schließen und festhalten.

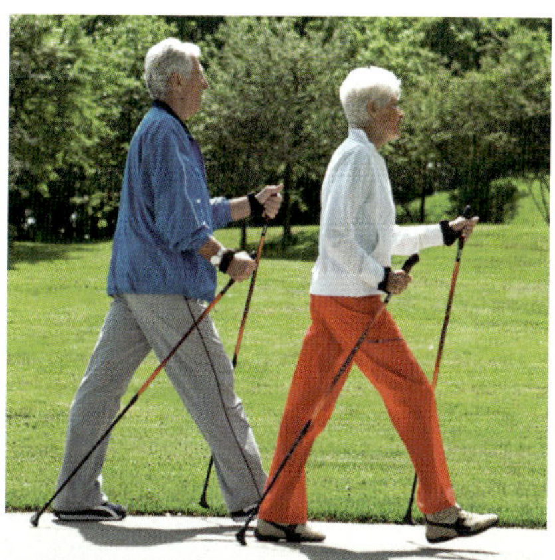

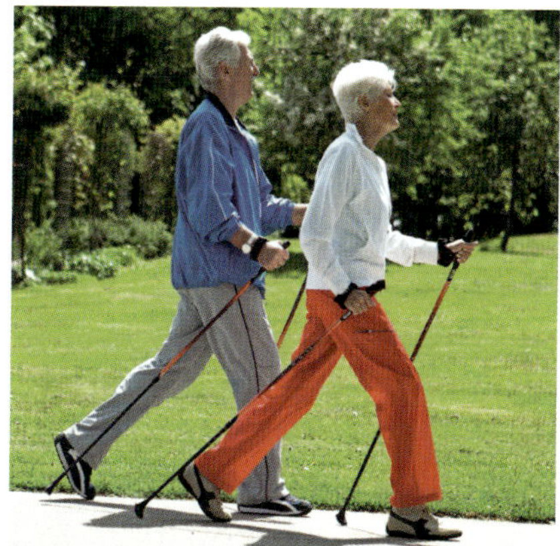

Ausrüstung

Beim Nordic Walking kommt es auf die richtigen Stöcke an: Sie sollten möglichst leicht, aber natürlich auch stabil und sicher sein. Es gibt sie in festen Längen und als verstellbare Teleskop-Stöcke. Gute Stöcke sind nicht nur hart (für Geröll) und spitz (für weichen Untergrund), sondern haben auch aufsetzbare Gummipfropfen für das Training auf Teer oder Asphalt.

Eine Faustregel zur Ermittlung der Stocklänge lautet: Körpergröße in Zentimeter x 0,7 = Stocklänge in Zentimeter. Lassen Sie sich im Fachhandel beraten.

In der Praxis hat es sich bewährt, einen Stock zu kaufen, mit dem der Armschwung nach hinten gut klappt. Ideal ist es, wenn Unter- und Oberarm einen Winkel bilden, der etwas größer als 90 Grad ist. Trainiert wird mit Walking- oder Joggingschuhen.

Trainingsplan für den Einstieg

Das Tempo stimmt, wenn Sie sich beim Training noch gut unterhalten können. Falls Sie doch aus der Puste geraten, legen Sie einfach eine langsamere Gangart ein. In den ersten zwei Wochen zwei- bis dreimal, dann dreimal die Woche trainieren. Beginnen Sie mit 10 bis 20 Minuten und steigern Sie sich dann ab der fünften Woche auf 30 bis 40 Minuten.

Zum Auftakt einfach schön gemächlich losgehen. Stöcke noch nicht richtig einsetzen. Nach fünf bis zehn Minuten Walking eine kleine Pause einlegen und Arme, Schultern und Beine ausschütteln. Und weiter geht's.

Fünf Minuten vor dem Ziel das Tempo drosseln. Die Stöcke loslassen und an den Handschlaufen hinter sich her schleifen lassen oder nur mit ganz leichtem Stockeinsatz laufen. Dabei die Arme, Schultern und Beine bewusst lockern. Machen Sie nach jedem Training Dehnübungen. Im nächsten Kapitel stellen wir Ihnen dazu ein kleines Programm vor.

Dehnungsübungen nach dem Laufen

Für die Beinrückseite

Die Stöcke festhalten und vorn sicher auf den Boden setzen. Die rechte Ferse vorn aufstellen und die Fußspitze heranziehen. Das rechte Knie ist gestreckt. Nun den Po langsam nach hinten schieben, das Brustbein nach vorn. Eine Weile halten und dann das Bein wechseln.

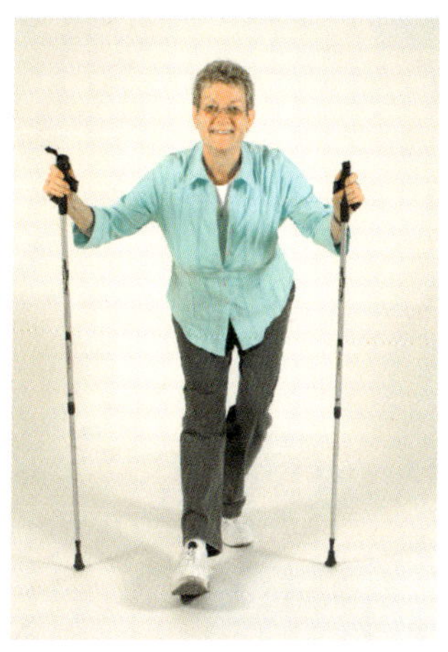

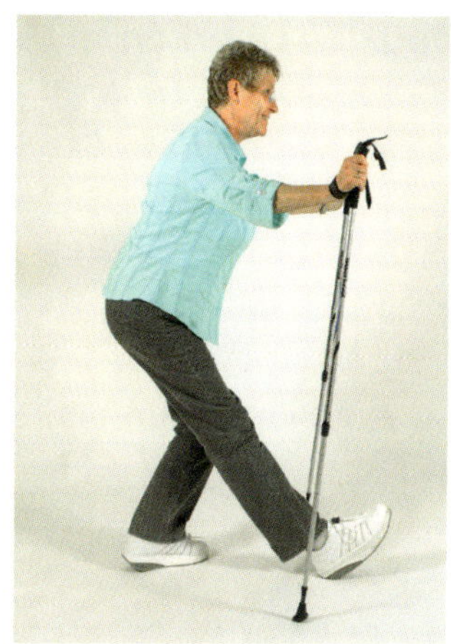

Für das Gesäß

Beide Stöcke ganz fest auf den Boden stellen. Den rechten Fußknöchel auf dem linken Oberschenkel ablegen. Das linke Knie ist gebeugt und nach außen gedreht, der Rücken ist gerade. Schieben Sie den Po weit nach hinten. Spüren Sie die Dehnung in Po und Hüftaußenseite? Die Übung mit dem linken Bein wiederholen.

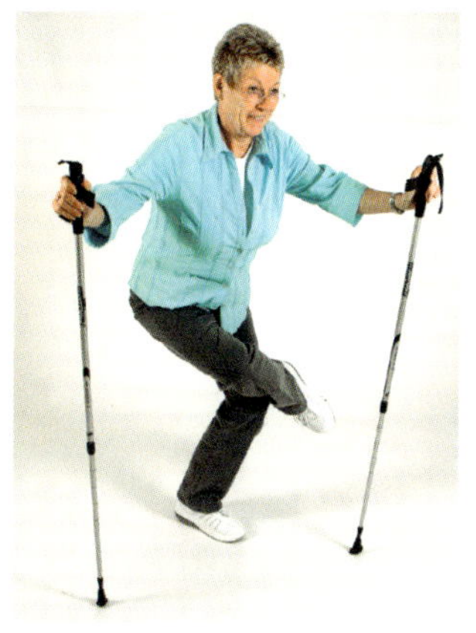

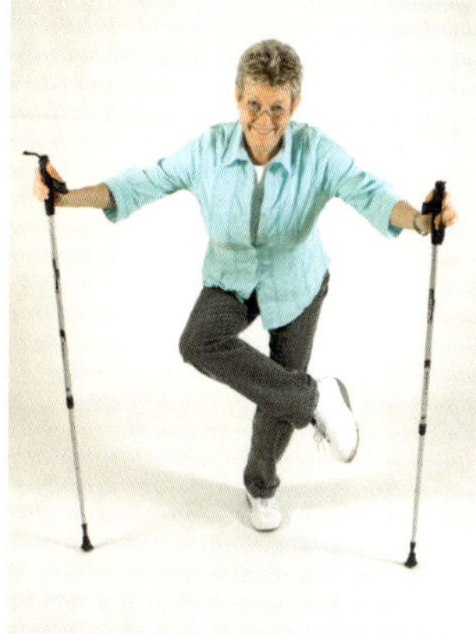

Für den Nacken und den Oberkörper

Stellen Sie sich aufrecht hin. Nehmen Sie dann einen Stock und fassen ihn hinter dem Körper mit beiden Händen. Nun den Kopf Richtung linke Schulter legen. Um die Dehnung für die rechten Halsmuskeln zu verstärken, den Stock mit der linken Hand vorsichtig nach links ziehen. Die Seite wechseln.

Stellen Sie sich dann aufrecht hin und stellen einen Stock ein gutes Stück vor dem Körper ab. Stützen Sie beide Hände auf dem Stock ab. Das Gesäß nach hinten schieben, bis Beine und Oberkörper einen rechten Winkel bilden. Lang rausstrecken.

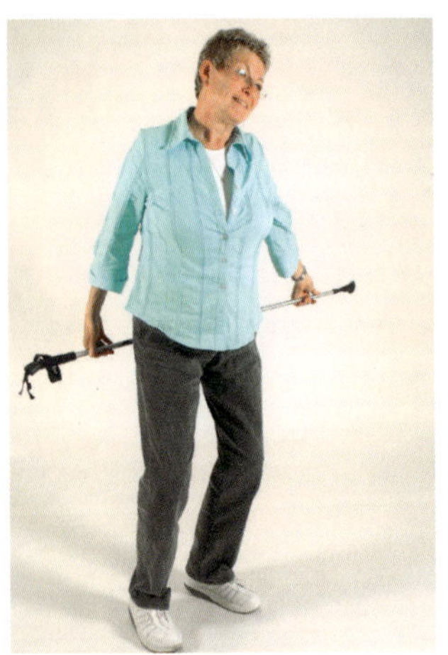

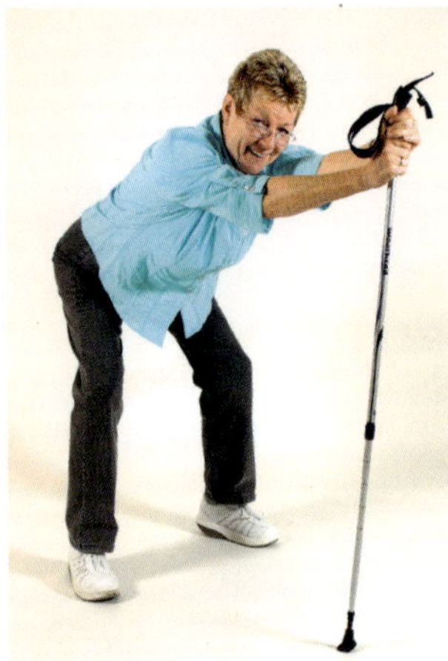

Kapitel 4: Naturheilkundliche Selbsthilfe mit Kneipp

Für die naturheilkundliche Selbsthilfe haben sich bei Herz-Kreislauferkrankungen die Kneipp-Verfahren bewährt. Versuchen Sie, wenigstens 2–3-mal pro Woche ein kleines Kneipp-Programm durchzuführen. Wir empfehlen für die ersten zwei Wochen morgens eine Waschung, evtl. Tautreten, mittags einen Armguss, abends eine Unterkörperwaschung. Häufig wird eher zu intensiv als zu schwach behandelt. Das häufig zitierte „viel hilft viel" gilt nicht für die Kneippschen Wasseranwendungen. Wenn Sie erkältet sind, sollten Sie die Kaltanwendungen reduzieren oder ganz pausieren. Nach der Genesung können Sie die Kaltreize wieder langsam einführen.

Die Dosierung des Wasserreizes

Wichtig ist der richtig dosierte Kaltreiz. Man verwendet das kalte Leitungswasser. Die Stärke der Anwendung wird dann durch die Zeitdauer und die Art der Anwendung bestimmt. Am meisten reizen Wickel und Bäder. Dann folgen die Güsse, die wiederum stärker wirken als die Waschungen. Ein Kneipp-Programm wird mit Waschungen und Güssen begonnen, nach der ersten Gewöhnung können dann Bäder und Wickel folgen.

Die Kälteempfindlichkeit ist darüber hinaus individuell und an verschiedenen Körperbereichen sehr unterschiedlich.

Kaltreize sollen zunächst auch als solche erlebt werden. Sie dürfen kurzfristig unangenehm sein, den Behandelten kurzfristig erschrecken, gelegentlich stockt kurz der Atem – mehr aber nicht. Die Haut wird zunächst blass, kribbelt eventuell. Spätestens beim Auftreten eines Schmerzgefühls wird die Kaltanwendung beendet. Nach dem Reiz soll eine rasche Wiedererwärmung der behandelten Körperpartie auftreten. Das Blut schießt nun mit doppelter Kraft sehr bald wieder ein. Die Haut wird rosig und rot. Während dieser Reaktion stellt sich meist auch ein allgemein entspannendes Wohlgefühl bzw. ein behagliches Wärmegefühl im ganzen Körper ein. Wenn es nicht zu einer solchen Reaktion kommt, war der Kaltreiz entweder zu schwach, er müsste beim nächsten Mal also gesteigert werden (d.h. etwas länger und eine größere Körperfläche wählen bzw. eine andere, stärkere Anwendung), oder zu stark; dies erkennt man daran, dass man noch längere Zeit nach der Anwendung fröstelt oder friert.

Insgesamt sind die Menschen sehr unterschiedlich belastbar. Der eine verträgt mehr, der andere weniger Kälte. Hieraus folgt eine wichtige Regel: Nie kalte Waschungen durchführen, wenn man bereits vorher friert oder fröstelt oder kalte Füße hat.

Wenn Sie abends noch eine Anwendung machen wollen, Ihnen aber kalt ist, sollten Sie sich vorher aufwärmen. Dies geht z.B. durch warme Kleidung, dicke Socken und/oder ein heißes Getränk, ein warmes Fußbad oder Armbad. Ebenso wird einem bei Bewegung warm. Auch ein zügiger Spaziergang ist zum Aufwärmen sinnvoll. Nach der Bewegung empfindet der Körper einen kalten Wasserreiz meist als besonders angenehm.

Unterkörperbehandlungen, Fußbäder und Wickel wirken eher schlaffördernd und beruhigend, sind also für den Abend geeignet. Arm- und Oberkörperbehandlungen machen eher munter.

Am besten wird die Haut nach der Anwendung nicht gleich abgetrocknet, sondern eine kurze Zeit feucht gehalten.

Ihr Kneipp-Plan bei Herzinsuffizienz

Für die ersten ein bis zwei Wochen empfiehlt sich folgendes Vorgehen:

- Morgens eine kalte Oberkörperwaschung oder Tautreten, nachruhen
- Mittags ein Armguss oder ein kaltes Armbad; wenn Sie Beklemmungen beim kalten Armbad bekommen, machen Sie stattdessen ein temperaturansteigendes Armbad mit mäßig kalter Abspülung danach.
- Abends eine Unterkörperwaschung oder ein wechselwarmes oder kaltes Fußbad

Beginnen Sie, sich an die Anwendungen angenehm zu gewöhnen, steigern Sie dann die Reizstärke:

- Morgens z. B. eine Trockenbürstung (ca. fünf Minuten) und danach eine Ganzkörperwaschung mit Nachruhen
- Mittags ein Armbad oder ein Brustwickel
- Abends eine Trockenbürstung, Wassertreten oder ein Schenkelguss

Sind Sie auch hierbei noch gut gewärmt und haben eine angenehme Reaktion, können Sie mittags auch ein kaltes Sitzbad ausprobieren.

Waschungen

Waschungen sind die mildesten Anwendungen. Kalte Waschungen werden mit kaltem Leitungswasser durchgeführt. Waschungen werden gerne morgens nach dem Aufstehen durchgeführt, wenn der Körper noch warm ist. Nach den Waschungen nicht abtrocknen, sondern nur leicht abtupfen und dann noch einmal zugedeckt im Bett nachruhen (am besten 20 Minuten).

Für eine Waschung brauchen Sie ein grobleinenes Tuch oder einen Waschlappen und eine Schüssel mit kaltem Wasser.

Bei der Ganzkörperwaschung beginnt man am rechten Handrücken, wäscht an der Armaußenseite hinauf bis zur Schulter, an der Innenseite wieder abwärts bis zu den Handinnenflächen, an der noch nicht benetzten Armfläche wieder hinauf. Zuletzt wird die Achselhöhle gewaschen. Nun wendet man das Tuch und wäscht den linken Arm genauso wie den rechten. Tuch danach erneut ins Wasser tauchen, auswringen und Hals, Brustkorb und Bauch abreiben. Tuch wenden, an der Beinaußenseite herunterfahren bis zum Fußrücken, an der Beininnenseite wieder hinauf, bis alles gleichmäßig feucht ist. Links verfährt man ebenso. Den Rücken wäscht man sich, so weit es allein geht.

Die Waschung erfolgt nur mit leichtem Druck – nicht reiben. Möglichst zügig waschen, die Gesamtdauer einer Waschung beträgt etwa zwei Minuten.

Wird die Ganzkörperwaschung als zu stark empfunden, kann morgens auch nur eine Oberkörperwaschung oder Armwaschung erfolgen. Abends ist die Oberkörperwaschung zu meiden (wegen der muntermachenden Wirkung) und eine Unterkörperwaschung eher zu empfehlen.

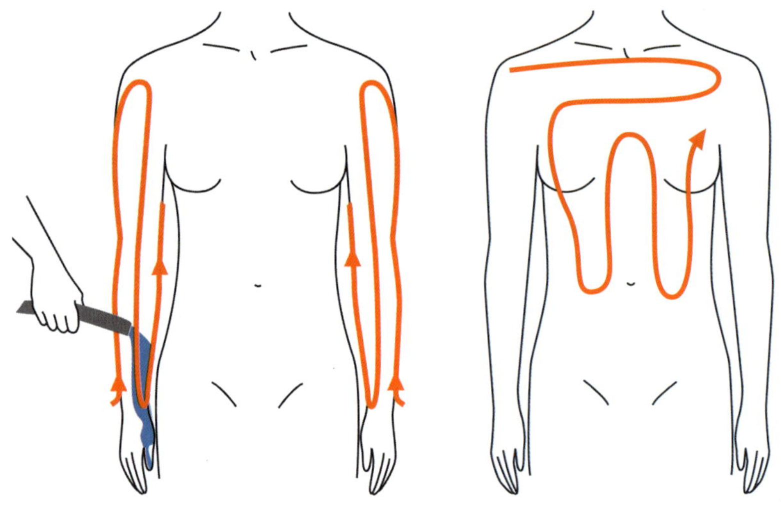

Güsse

Güsse eignen sich auch für Ungeübte. Es ist wichtig, so viel Wärme wie nötig und so viel Kälte wie möglich einzusetzen.

Sie können die Anwendungen mit dem herkömmlichen Duschkopf durchführen, die Einstellung so wählen, dass ein möglichst breiter Gussstrahl entsteht. Man kann auch ein spezielles Gussrohr im Fachhandel erwerben. Auch ein Gartenschlauch kann für die Güsse Verwendung finden. Der Gussstrahl wird nun wenige Zentimeter über der Haut gehalten und so eingestellt, dass das Wasser in einem breiten Film über den begossenen Körperteil fließt, sozusagen den Arm oder das Bein ummantelt. Ein Armguss kann am Waschbecken oder in der Badewanne durchgeführt werden und eignet sich besonders für den Morgen oder den Mittag.

Armguss

Wie bei der Waschung beginnt man beim Armguss mit dem rechten Unterarm, und zwar mit der Außenseite. In der Ellenbeuge und dann an der Schulter 5–10 Sekunden verweilen, bevor die Abwärtsbewegung an der Innenseite erfolgt.

Da die Arme eine reflektorische Beziehung zum Herzen haben, kommt dem Armguss und dem Armbad bei Herzerkrankungen eine besondere Bedeutung zu. Versuchen Sie, täglich oder wenigstens 2–3-mal pro Woche einen Armguss oder ein Armbad durchzuführen. Sollten Sie anfänglich beim kalten Reiz des Armgusses unangenehme Herzempfindungen haben, wählen Sie zunächst eine lauwarme Temperatur und versuchen, das Wasser schrittweise kälter zu stellen. Wie bei den Waschungen wird die Haut nach dem Guss am besten nicht gleich abgetrocknet, sondern für kurze Zeit feucht gelassen.

Knie- und Schenkelguss

Beim Knie- und Schenkelguss verfahren Sie wie beim Armguss, also von unten nach oben und von außen nach innen. Wichtig ist hier, dass beim Guss am Unterkörper zum Schluss die Fußsohlen noch einmal begossen werden. Dies wird als besonders erfrischend empfunden.

Bei Kälteempfindlichkeit können Sie auch wechselwarme Güsse ausprobieren. Das Wasser sollte aber nicht zu heiß sein. Sie beginnen mit dem warmen Abgießen. Wenn der Körperteil schön erwärmt ist, wechseln Sie zur kalten Temperatur, ggf. kann dies ein- bis zweimal wiederholt werden. Mit der kalten Anwendung hören Sie dann auf.

Armbad

Ein Armbad kann im Waschbecken durchgeführt werden. Das Bad kann ausschließlich als kaltes Bad erfolgen, aber auch als Wechselbad von warm zu kalt. Sollten Sie beim Eintauchen beider Arme in das kalte Wasser Herzschmerzen oder ein Engegefühl empfinden, sollten Sie die Temperatur erhöhen. Leiden Sie zudem an Bluthochdruck, wäre ein temperaturansteigendes Armbad zu empfehlen. Hierbei tauchen Sie die Arme in lauwarmes Wasser ein und lassen dann zunehmend heißes Wasser zufließen. Im Anschluss daran spülen Sie vorsichtig mit leicht kühlem Wasser ab.

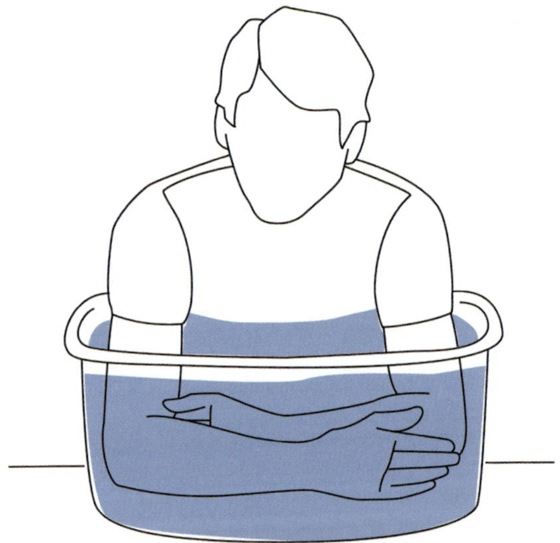

Wickel

Für einen Wickel benötigt man drei Tücher. Ein Innentuch aus Leinen, ein größeres Zwischentuch aus Leinen und ein äußeres Woll- oder Flanelltuch. Das Zwischentuch ist das größte der drei Tücher. Bevor man mit dem Wickel anfängt, legt man sich alles zurecht. Dann taucht man das Innentuch in kaltes Wasser, wringt es aus und legt es eng um den Körperteil. Es soll glatt und faltenlos anliegen. Jetzt legt man das Zwischentuch an und zieht es fest. Zum Schluss wird das Wolltuch umgelegt. Bei Herzerkrankungen ist besonders der Brustwickel wirksam.

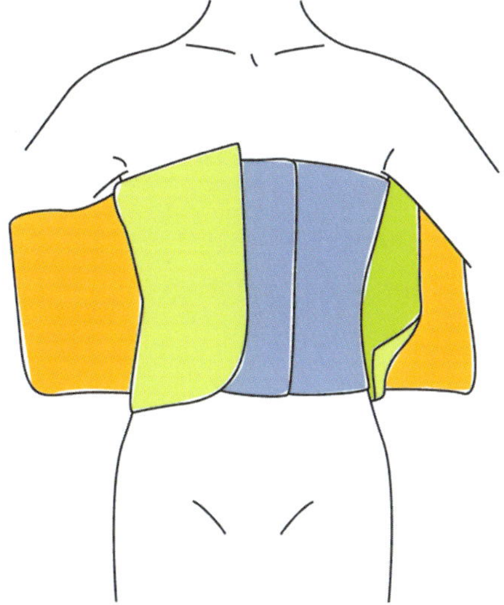

Brustwickel

Der Brustwickel reicht von der Achselhöhle bis zur Taille. Die Arme bleiben frei. Zuerst legt man die Tücher aufs Bett, zu unterst die Wolldecke, dann das Zwischentuch und zuletzt das nasse Innentuch. Am Anfang sollten Sie das Innentuch nicht in ganz kaltes Wasser tauchen, nach und nach können Sie eine kältere Temperatur wählen. Nun legt man sich auf die Tücher. Diese werden bei ruhiger Atmung faltenlos umgelegt. Im Wickel bleibt man ca. 60 Minuten liegen. Wenn Sie frösteln oder sich unwohl fühlen, beenden Sie den Wickel früher. Genießen Sie die ruhige Entspannung bei angelegtem Wickel.

Lavendel-Herzauflage

Ein echtes Highlight der naturheilkundlichen Therapie ist die Lavendel-Herzauflage. Auch bei Einschlafproblemen kann die Auflage gut helfen. Die Lavendel-Herzauflage ist entkrampfend und entspannend.

Bei der Lavendel-Herzauflage wird die Herzgegend mit Lavendelöl (in einer Verdünnung von 2–10%) eingerieben. Es reichen wenige Tropfen. Ein Geschirrtuch wird in kaltes Wasser getaucht, ausgewrungen, auf DIN A4-Größe gefaltet, aufs Herz gelegt und zum Schluss mit einem Frotteetuch abgedeckt. Die Auflage wird etwa 15–20 Minuten auf der Herzgegend belassen, kann aber auch länger aufliegen.

Wassertreten und Tautreten

Wassertreten kann in der Badewanne durchgeführt werden. Achten Sie darauf, dass Sie eine rutschfeste Matte als Unterlage in der Wanne haben. Das Wasser sollte bis zur Wadenmitte reichen. Man bewegt sich im Storchengang mit je einem Fuß im Wasser, bis ein leicht ziehender Schmerz verspürt wird. Dies tritt nach 15–60 Sekunden ein. Nach dem Abtrocknen werden warme Strümpfe angezogen oder die Füße abfrottiert. Wassertreten kann auch im Sitzen auf dem Wannenrand durchgeführt werden.

Wenn Sie einen Garten haben, können Sie als Anwendung auch zusätzlich morgens ein bis zwei Minuten barfuß im Gras laufen.

Trockenbürstung

Die Trockenbürstung gehört eigentlich nicht zu den Wasseranwendungen, hat sich aber sehr bewährt. Das praktische Vorgehen ist wie bei den Waschungen. Wieder von unten nach oben, erst außen, dann innen, wieder zuerst rechts und dann links. Die Haut wird mit einer festen Naturbürste oder einem Sisalschwamm in kreisenden Bewegungen gebürstet. Ziel ist wieder eine „Reaktion“ mit Wärme, Rötung und Wohlgefühl.

Schröpfkopfmassage

Die Schröpfkopfmassage am Rücken ist eine leicht zu lernende und wohltuende Methode, um die Entspannung zu fördern und über die Haut die inneren Organe auf reflektorischem Weg zu stimulieren. Sie kann auch zuhause, z. B. durch den Partner/ die Partnerin, durchgeführt werden. Weitere Effekte sind eine Anregung der Hautfunktion, ein verbesserter Lymphfluss und eine Förderung des Bindegewebsstoffwechsels: Schlacken und Gewebsreizstoffe können vermehrt abtransportiert und ausgeschieden werden.

Schröpfkopfmassage

Zur Durchführung benötigen Sie Hautöl und ein mittelgroßes Schröpfglas mit Saugball (in Apotheken erhältlich).

Legen Sie sich bequem auf den Bauch oder setzen Sie sich an einen Tisch und stützen die Arme ab. Zunächst die Haut gut einölen, damit das Schröpfglas gut gleiten kann. Durch das Zusammenpressen des Balls wird ein Unterdruck im Glas erzeugt, das sich an der Haut festsaugen kann.

Das Schröpfglas seitlich entlang der Wirbelsäule bis zum Gesäß über die langen Rückenmuskeln mit streichenden oder kleinen kreisenden Bewegungen von oben nach unten und umgekehrt über die Haut ziehen. Zusätzlich werden die Zwischenrippenmuskulatur (von der Wirbelsäule aus seitlich Richtung Arme) und die Schultern mitbehandelt.

Wenn das Vakuum sich zwischenzeitlich löst, einfach wieder neu ansetzen. Der Unterdruck im Saugball sollte so dosiert werden, dass die Massage noch als angenehm empfunden wird (ein leichter ziehender Schmerz ist normal). Eine auftretende Rötung der Haut mit kleinen Einblutungen ist erwünscht.

Achtung! Nicht über die Dornfortsätze schröpfen, sondern nur seitlich von der Wirbelsäule.
Gegenanzeigen: Sie sollten die Massage nicht anwenden bei Gerinnungsstörungen, Cortisoneinnahme, frischen Ekzemen, Wunden, Narben, Muttermalen, Tätowierungen oder Sonnenbrand.

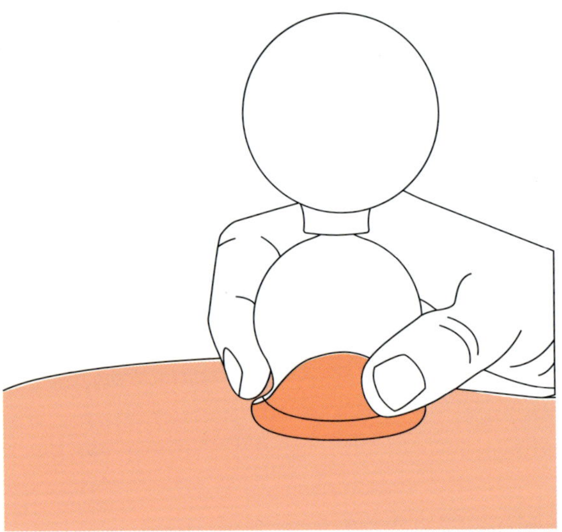

Kapitel 5: Umgang mit Stress und Belastungen

Achtsamkeit im Alltag

Neben Methoden der bewussten Entspannung und der Bewegung hat es sich für den Umgang mit Stress und Belastung als sinnvoll erwiesen, den Alltag so zu gestalten, dass sich immer wieder Phasen der nach außen orientierten Aktivität und des nach innen gerichteten Spürens abwechseln. Nur so sind wir in der Lage einzuschätzen, welche Entscheidungen wir treffen müssen, damit es uns gutgeht und damit wir den Bedürfnissen unseres Organismus gerecht werden.

- Sollten wir jetzt ein Glas Wasser trinken?
- Sollten wir für einen Moment vom Bürostuhl aufstehen und uns strecken? Sollten wir jetzt die Schultern loslassen, die Wirbelsäule aufrichten und einem tiefen Atemzug Raum geben?
- Sollten wir in Ruhe und einer angenehmen Umgebung essen und wahrnehmen, wie es uns schmeckt?
- Sollten wir aufhören, zum zehnten Mal durchzuspielen, was wir gestern in der Auseinandersetzung mit dem Chef hätten sagen sollten?
- Sollten wir den kurzen, aber schönen Sonnenschein auf dem Herbstlaub der Birke vor dem Fenster wahrnehmen?
- Nehmen wir unsere Sinne wahr, hören wir, riechen wir, sehen wir?

Es sind diese Entscheidungen, mit denen wir – meist ohne uns dessen bewusst zu sein – dazu beitragen, ob wir Freude im Leben haben oder Leid erleben.

Einladung zur Integration von Achtsamkeit in den Alltag
(nach Saki Santorelli, Center for Mindfulness, University of Massachusetts)

- Nehmen Sie sich auf dem Weg zur Arbeit ein paar Minuten Zeit, um auf Ihren Atem zu achten. Gehen Sie mit Aufmerksamkeit durch den Körper. Wo sind Verspannungen? Sind die Schultern hochgezogen? Bewegt sich der Bauch beim Atmen?
- Am Arbeitsplatz angekommen, achten Sie darauf, wie Sie Ihre Arbeitskollegen begrüßen – mit einem Lächeln, nur so dahingesagt oder gar mürrisch? Ist der Schreibtisch so aufgestellt, dass Sie sich wohl fühlen können?
- Versuchen Sie, in der Mittagspause möglichst den Arbeitsplatz zu verlassen, um an einem anderen Ort zu essen. Wenn Sie essen, schmecken Sie jeden Bissen. Lektüre nehmen Sie dabei besser nicht zur Hand. Das Gespräch beim Essen sollte sich möglichst nicht um Arbeitsthemen drehen. Vielleicht essen Sie auch einmal ohne Gespräch.
- Ist nach dem Mittagessen noch ein wenig Zeit? Wie wäre es statt Kaffee und Zigarette mit einem Spaziergang? Wie fühlt sich die Luft auf der Haut an? Kitzeln die Sonnenstrahlen Sie auf der Haut?
- Zu Hause angekommen, wechseln Sie am besten in andere Kleidung, um einen bewussten Abstand zur Arbeit zu bekommen. Wenn Sie mit Ihrer Familie zusammenleben, begrüßen Sie Ihre Lieben ganz bewusst.
- Nutzen Sie Ihre Freizeit zum bewussten Ausgleich und zur Erholung. Verzichten Sie auf „unverdauliche“ Nachrichten und verwenden Sie Zeit, Aufmerksamkeit und Zuwendung auf sich selbst, auf Ihre Familie und Freunde.

Bewusste Entspannung

Eine Entspannungsübung sollte nicht ohne Vorbereitung stattfinden:

- Entspannen Sie immer am gleichen Ort und schaffen Sie bestenfalls eine angenehme oder schöne Atmosphäre.
- Sorgen Sie für eine ruhige Umgebung ohne Unterbrechungen: Telefon abschalten, Mitbewohner um Ruhe bitten etc.
- Nehmen Sie eine komfortable Haltung ein: Mit gerader Wirbelsäule auf dem Stuhl oder mit geradem Rücken auf einem Kissen im Schneidersitz sitzen oder bequem auf dem Boden liegen.
- Nehmen Sie störenden Schmuck und die Brille ab.

Voraussetzung für eine bewusste Entspannung ist eine passive geistige Haltung gegenüber Gedanken, Gefühlen und anderen Wahrnehmungen. Setzen Sie sich nicht unter Druck, urteilen Sie nicht über das Gelingen oder Nicht-Gelingen der Übung, vergleichen Sie die gegenwärtige Übung nicht mit anderen Übungen. Jede Entspannungssituation ist neu und einzigartig, und das Ziel ist es, diese Unterschiede zu akzeptieren. Bewusste Entspannung ist nicht zielorientiert, sie ist frei von Erwartungen und Anstrengungen.

Progressive Muskelentspannung (PME)

Die Progressive Muskelentspannung, kurz PME, wurde von Edmund Jacobson in den 1930er Jahren entwickelt. Er setzte sie vor allem in der Arbeit mit Menschen ein, die unter Ängsten litten. Heute gilt die PME als weltweit wissenschaftlich am besten untersuchtes Entspannungsverfahren. Sie ist leicht erlernbar und für zahlreiche Beschwerden einsetzbar. Bei der PME werden nacheinander verschiedene Muskelgruppen angespannt und entspannt. Dabei lernt man, sich auf die Gefühle von Anspannung und Entspannung zu konzentrieren und erreicht schließlich eine Reduzierung des Muskeltonus. Als ganzheitliche Entspannungstechnik ermöglicht die

PME dem Übenden eine tiefe Selbstwahrnehmung. Das Verfahren beruht auf folgenden Grundannahmen:

- Hat ein Mensch Angstgefühle, werden diese Gefühle immer von einer Muskelanspannung begleitet.
- Nach einer bewussten Muskelanspannung kann eine bessere Muskelentspannung eintreten.
- Sind die Muskeln entspannt, kann nicht gleichzeitig Angst empfunden werden.

Angespannte Muskeln sind nicht nur Begleitsymptome der Angst. Auch wenn der Mensch „im Stress" ist, zählt eine erhöhte Muskelanspannung zu den zentralen Stresssymptomen. Durch die gelernte Entspannung und Konzentration sowie die geschulte Selbstwahrnehmung lernt man, Stresssymptome zu reduzieren und die Lebensqualität zu erhöhen. Sie sollten versuchen, täglich zu üben. Die PME kann sowohl im Liegen als auch im Sitzen durchgeführt werden:

- Im Liegen sind die Beine leicht geöffnet, die Füße kippen entspannt nach außen. Die Arme liegen seitlich am Körper, die Handflächen zeigen zur Decke, die Finger sind entspannt. Sie können bei Bedarf ein Kissen in den Nacken und / oder ein Kissen bzw. eine Knierolle unter die Knie legen. Der Nachteil der Entspannung im Liegen ist, dass Sie leichter müde werden und evtl. einschlafen.
- Im Sitzen haben die Füße einen guten Kontakt zum Boden und stehen etwas mehr als hüftbreit auseinander, Unter- und Oberschenkel stehen etwa in einem 90 Grad-Winkel zueinander. Die Handflächen liegen auf den Oberschenkeln, wenn angenehm mit den Handflächen nach oben, sonst andersherum. Der Rücken ist aufrecht und gleichzeitig entspannt. Der Vorteil der Entspannung im Sitzen ist, dass Sie an vielen Orten entspannen können.

Übungsabfolge

Schließen Sie die Augen und richten Sie Ihre Aufmerksamkeit aus der Umgebung in Ihren Körper hinein. Wenn Sie Ihren Körper durchwandern, nehmen Sie wahr, wie Sie sich fühlen, ob Spannungen oder Schmerzen da sind, wie und wo Ihr Körper Kontakt zur Unterlage hat. Gehen Sie die einzelnen Muskelgruppen nacheinander durch: Spüren Sie zunächst etwa 20 Sekunden in eine Muskelgruppe hinein. Nach einem (gedachten) Signalwort spannen Sie die Muskeln leicht an und halten die Spannung etwa 5–7 Sekunden. Atmen Sie dabei gleichmäßig weiter. Lösen Sie die Spannung. Spüren Sie Ihrem Körpergefühl nach, nehmen Sie Unterschiede zwischen Anspannung und Entspannung wahr, nehmen Sie sich dafür 40–50 Sekunden Zeit.

Zuerst ist Ihr dominanter Arm an der Reihe: Spüren Sie etwa 20 Sekunden in den Arm hinein. Schließen Sie dann die Hand zur Faust, beugen Sie den Ellbogen etwas und drücken ihn leicht an den Körper. Die Spannung halten Sie für 5–7 Sekunden und atmen dabei regelmäßig weiter. Entspannen und 40–50 Sekunden nachspüren. Mit dem nichtdominanten Arm gehen Sie genauso vor.

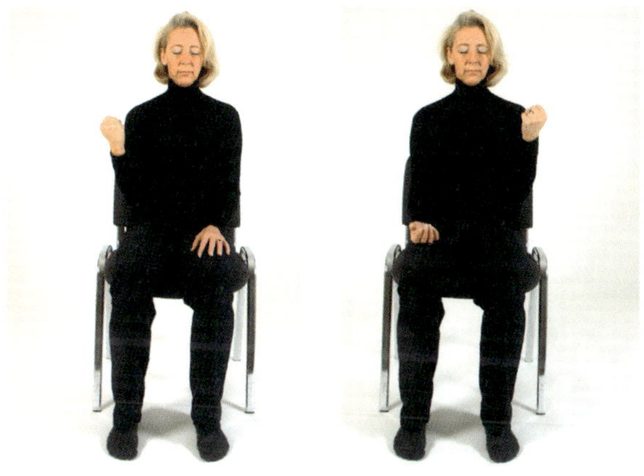

Spüren Sie in Ihr Gesicht hinein. Dann die Augenbrauen bei geschlossenen Augen hochziehen – Lippen zusammenpressen – Mundwinkel zu den Ohren ziehen. Regelmäßig weiteratmen. Entspannen und nachspüren.

Spüren Sie jetzt in den Nacken hinein. Dann das Kinn zur Brust ziehen (Doppelkinn) – Nacken gegen (gedachte) Lehne drücken – Schultern zu den Ohren ziehen. Regelmäßig weiteratmen. Entspannen und nachspüren.

Spüren Sie in Schultern und Rücken hinein. Dann die Schulterblätter leicht nach hinten zusammenziehen – Gesäß anspannen – Bauch anspannen. Regelmäßig weiteratmen. Entspannen und nachspüren.

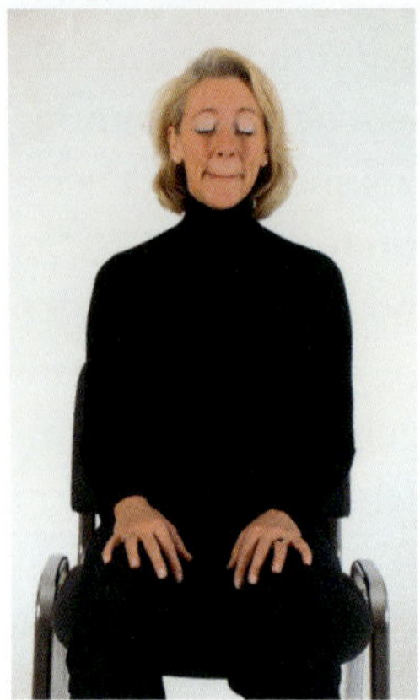
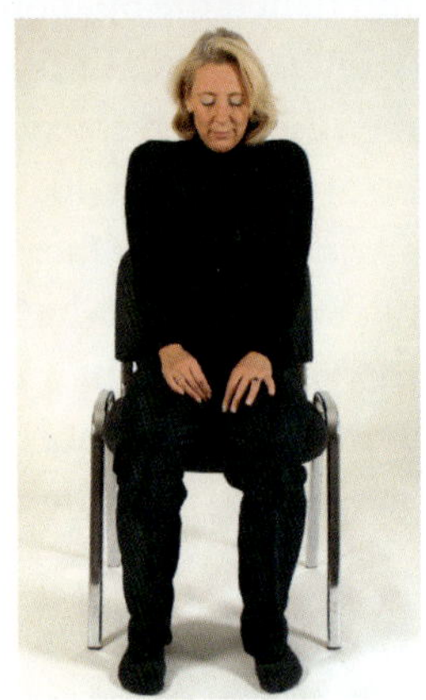
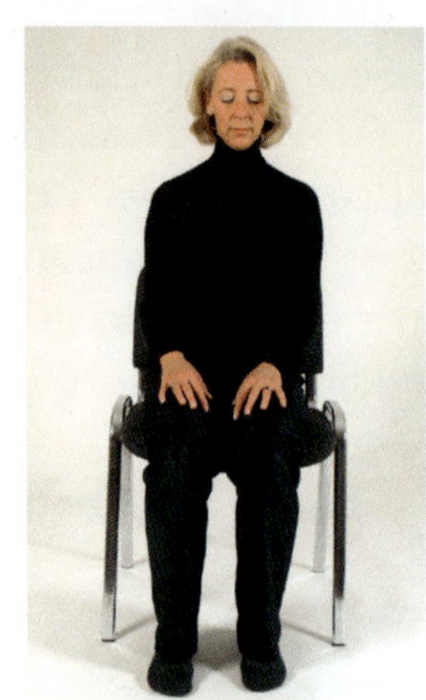

Spüren Sie in Ihr dominantes Bein hinein. Dann die Ferse gegen den Boden drücken – Vorderfuß heranziehen – Zehen zusammenkrallen. Regelmäßig weiteratmen. Entspannen und nachspüren. Gehen Sie bei Ihrem nichtdominanten Bein genauso vor.

Durchwandern Sie zum Schluss den ganzen Körper mit der Wahrnehmung und beginnen Sie mit der Rücknahme: Hände fest zu Fäusten ballen – lösen – ballen – lösen ... räkeln und recken – tief ein- und gleichmäßig weiteratmen – Augen öffnen.

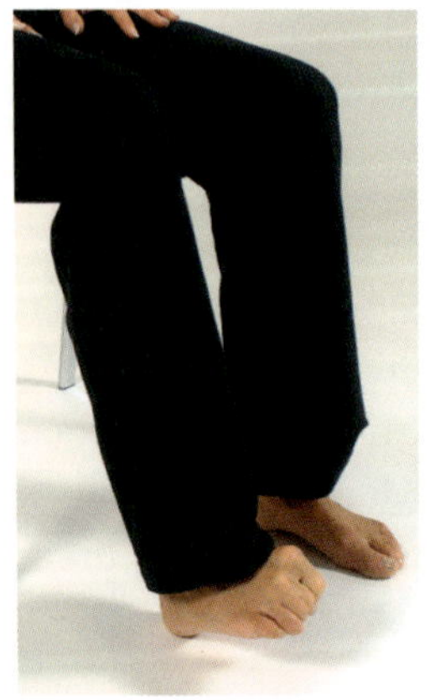
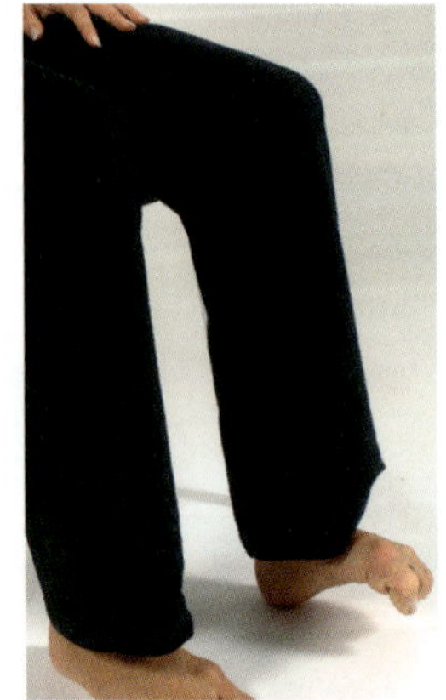

Meditation

Meditation ist eine Methode der bewussten Entspannung. Im weitesten Sinne des Wortes ist sie ein natürliches Phänomen und jedem vertraut. Sie besteht in der Konzentration des Geistes auf ein Objekt oder auf eine Aktivität, wie wir es immer tun, wenn wir die Aufmerksamkeit nach außen richten. Bei der bewussten Entspannung wird die Aufmerksamkeit nach innen gerichtet, indem man sich auf einen wiederkehrenden Vorgang wie das Atmen oder auf ein selbstgewähltes Wort, das man wiederholt, konzentriert. Der Fokus auf Wiederholungen (Atem, Wort oder Spruch) ist dabei nur ein Hilfsmittel, um den Geist vom inneren Dialog freizuhalten. Wenn der Geist von diesem inneren Dialog (Geistgeschwätz) befreit ist, kann er in einen anderen Bewusstseinszustand übergehen, in dem geistige und körperliche Ruhe herrschen. Aber wie wir alle wissen, ist unser Geist meist sehr aktiv und schwer zu fokussieren. Wenn Sie möchten, dann halten Sie für ein paar Momente inne und probieren es aus.

Atemmeditation

Sitzen Sie gerade und entlassen die körperliche Spannung. Legen Sie Ihre Hände bequem in den Schoß. Schließen Sie Ihre Augen für eine Minute oder zwei und nehmen Sie wahr, was sich in Ihrem Innern bewegt. Richten Sie Ihre Aufmerksamkeit auf den Atem. Sie spüren, wie die Atemluft in den Körper hineinfließt, wie der Körperraum sich weitet, bis der Einatemzug zu seinem Ende kommt.

Nach einer kleinen Pause beginnt der Ausatemzug. Der Körperraum sinkt ein wenig ein, und die Luft verlässt den Körper durch die Nase oder den Mund. Wieder tritt eine kurze Pause ein, bevor der nächste Einatemzug beginnt.

Nach einigen Atemzügen wird Ihr Geist wahrscheinlich Gedanken erzeugen, und Ihre Aufmerksamkeit wird versucht sein, diesen Gedanken zu folgen. Sobald Sie dies bemerken, führen Sie den Fokus zurück zum Atem. Bleiben Sie in diesem Raum der veränderten Wahrnehmung für einige Minuten und enden Sie ganz bewusst mit einem Atemzug, den Sie von Beginn bis Ende mit Ihrer Aufmerksamkeit begleiten.

Wie ging es Ihnen während der Übung? Fühlen Sie körperliche Veränderungen wie z. B. Wärme oder Kribbeln? Wie ist es Ihrem Geist ergangen? Ist er in die Vergangenheit gedriftet oder in die Zukunft? Welche Gedanken sind Ihnen gekommen? Waren es problematische Gedanken, die Aufregung und Spannung erzeugen? Oder waren es unproblematische Gedanken, die Ihnen gestatten, entspannt zu bleiben?

In der Meditation kann unser Geist aktiv sein, aber wir lernen, bewusst mit den Gedanken umzugehen. Wir beobachten das Auftauchen und Vergehen von Gedanken, Gefühlen oder Wahrnehmungen. Wir führen den Geist zum Atem zurück und akzeptieren alles, was in diesem Prozess geschieht.

Minis – Einfache Entspannungsübungen

Auch „Minis" sind auf die Atmung konzentrierte Entspannungsübungen, mit denen eine schnelle Angst- und Spannungsreduktion erreicht werden kann. Die Minis sind Übungen für jeden Tag, für den Alltag zwischendurch, die man im Sitzen, im Stehen, an jedem Ort und zu jeder Zeit immer dann machen kann, wenn man einige Minuten zur freien Verfügung hat.

Bei diesen kleinen Atemübungen wird die Atmung mit dem Zählen verbunden. Damit fokussiert man den Geist auf die Bewegungen des Körpers. Sie können mit offenen oder geschlossenen Augen geübt werden. Das Zählen lenkt unsere Aufmerksamkeit auf den Körper und den Atemrhythmus und lässt Gedanken, die uns ablenken wollen, in den Hintergrund treten. Wichtig ist, dass nicht das Zählen den Atemfluss bestimmt. Das Zählen begleitet lediglich den natürlichen Atemverlauf. Atmen und Zählen sollen einen gemeinsamen Rhythmus ergeben.

Atmen Sie tief durch die Nase ein- und durch den Mund aus. Bei der Einatmung wölbt sich der Bauch, bei der Ausatmung sinkt er zurück. In der Rückenlage legt man die Hände auf den Bauch und lässt die Atmung dorthin strömen. Jedes Mini dauert etwa zwei bis drei Minuten.

Atem-Minis

Mini 1: 1 - 2 - 3 - 4 - 4 - 3 - 2 - 1

Konzentrieren Sie sich auf die Atmung. Atmen Sie mehrere Male ein und aus. Bei der Einatmung senkt sich das Zwerchfell nach unten in den Bauch- und Beckenraum, bei der Ausatmung hebt es sich Richtung Brustkorb. Einatmen vom Bauchraum hinauf in den Brustkorb, ausatmen vom Brustkorb zurück in den Bauchraum. Lassen Sie die Ein- und die Ausatmung ganz natürlich fließen.
Gehen Sie dann im Geist dazu über, mit der Atmung zu zählen. Während des Einatmens zählen Sie langsam 1, 2, 3, 4, während des Ausatmens langsam rückwärts 4, 3, 2, 1. Einatmung 1, 2, 3, 4, Ausatmung 4, 3, 2, 1. Versuchen Sie, den Rhythmus des Zählens an die natürlich fließende Ein- und Ausatmung anzupassen. Versuchen Sie dann, mit dem Zählen etwa 10 Atemzüge zu verbinden.

Mini 2: 10 - 9 - 8 - 7 - 6 - 5 - 4 - 3 - 2 - 1 - 0

Im zweiten Mini gibt es für jeden Atemzug nur eine Zahl. Atmen Sie langsam und natürlich, lassen Sie den Atem fließen. Zählen Sie sehr langsam rückwärts von 10 bis 0. Atmen Sie ein und sagen mit der nächsten Ausatmung zu sich selber 10. Atmen Sie ein und sagen mit der nächsten Ausatmung zu sich selber 9. Atmen Sie ein und sagen mit der nächsten Ausatmung zu sich selber 8 und so weiter. Wenn Sie bei 0 angekommen sind, spüren Sie nach, wie es Ihnen jetzt geht. Falls Sie zwischendrin, von Gedanken abgelenkt, aus dem Zählen kommen, dann beginnen Sie wieder mit der 10 – bis Sie von 10 nach 0 durchgezählt und -geatmet haben.

Mini 3: 4 - 3 - 2 - 1 - 1 - 2 - 3 - 4

Wenn Ihnen die Übungen ein wenig langweilig erscheinen und Ihre Gedanken immer wieder abschweifen, versuchen Sie einmal, rückwärts zu zählen. Das ist eine kleine Herausforderung für die Aufmerksamkeit. Zählen Sie beim Einatmen 4, 3, 2, 1, beim Ausatmen 1, 2, 3, 4. Einatmen 4, 3, 2, 1, ausatmen 1, 2, 3, 4. Einatmen 4, 3, 2, 1, ausatmen 1, 2, 3, 4. Atmung und Zählen sollen einen gemeinsamen Rhythmus ergeben. Versuchen Sie, mit dem Zählen etwa 10 Atemzüge zu verbinden.

Mini 4: 1 – 2 - 3 - 4 - (5 - 6) - 6 - 5 - 4 - 3 - (2 - 1)
Wenn Sie mit den ersten Minis schon vertraut sind, können Sie jetzt auch die Atempausen mitzählen. Machen Sie nach der Einatmung eine kurze Pause und nach der Ausatmung eine kurze Pause. Zählen Sie beim Einatmen 1, 2, 3, 4, halten Sie dann die Atmung an und zählen weiter 5, 6. Beim Ausatmen zählen Sie dann rückwärts 6, 5, 4, 3, Atem anhalten und weiterzählen 2, 1. Einatmen 1, 2, 3, 4, Atem anhalten 5, 6, ausatmen 6, 5, 4, 3, Atem anhalten 2, 1. Einatmen 1, 2, 3, 4, Atem anhalten 5, 6, ausatmen 6, 5, 4, 3, Atem anhalten 2, 1. Versuchen Sie, mit dem Zählen etwa 10 Atemzüge zu verbinden.

Langsames Atmen hat einen günstigen Effekt auf das Herz-Kreislaufsystem: Der Blutdruck sinkt, die Anpassungsfähigkeit des Herzens wird trainiert. Langsame tiefe Atemzüge massieren durch die Abwärtsbewegung des Zwerchfells die inneren Organe. Versuchen Sie daher, die Minis auch einmal ganz „gemütlich" in sehr langsamem Tempo durchzuführen.

Body Scan

Der Body Scan ist eine strukturierte Reise durch den Körper. Sie fördert die Fähigkeit zur konzentrierten Selbstwahrnehmung. Dabei wird der Körperinnenraum von den Füßen aufwärts bis zum Scheitel Schritt für Schritt in den Fokus der Aufmerksamkeit genommen. Obwohl die Aufmerksamkeit bewusst geführt wird, stellt sich eine tiefe Entspannung ein, die von vielen Menschen erholsamer erlebt wird als ein Mittagsschlaf. Ein solcher Zustand wird unter Alltagsbedingungen sonst kaum erreicht: Entweder ist man wach und steht unter Spannung, oder man schläft, und der Körper kann sich entspannen. Wachheit bei gleichzeitigem Entspanntsein ermöglicht ein „Verweilen in der Gegenwart". In diesem Zustand werden die selbstregulativen Fähigkeiten von Geist und Körper wirksam. Endlose Gedankenkarussells kommen zur Ruhe, unser Geist wird frei für kreative Einfälle. Gleichzeitig kann der Körper Muskeln entspannen, und rhythmisch ablaufende Prozesse wie Atmung, Herzschlag und Verdauung erholen sich.

Zu Beginn ist es ratsam, den Body Scan nach Anleitung durch einen Trainer oder mithilfe einer CD bzw. Kassette auszuführen. Nach einer Weile können Sie die Übung selbständig durchführen.

Body Scan

Legen Sie sich bequem auf den Rücken, decken Sie sich zu. Mit einem bewussten tiefen Ein- und Ausatemzug lassen Sie alle unnötigen Muskelspannungen los. Sie richten Ihre Aufmerksamkeit auf Ihren Körper. Spüren Sie die Auflage auf dem Boden. Nehmen Sie die Atembewegungen des Körpers wahr. Führen Sie dann die Aufmerksamkeit zu den Füßen und bis zu den Zehenspitzen. Von dort bewegen Sie die Aufmerksamkeit langsam zu den Fußsohlen, Fußrücken und Fußgelenken, von dort weiter zu den Unterschenkeln, Knien, Oberschenkeln bis zum Becken. Sie nehmen Ihr Gesäß wahr, die Hüften und Leisten. An der Bauchdecke spüren Sie vielleicht die Atembewegungen. Dann richten Sie die Aufmerksamkeit nacheinander auf den Rücken, den Brustkorb und die Schultern. Sie nehmen Ihre Arme wahr bis zu den Händen und Fingern. Sie spüren den Hals und den Kopf. Zum Abschluss lassen Sie die Aufmerksamkeit im gesamten Körperinnern verweilen und spüren, wie der Körperraum sich mit dem Atem verändert. Mit einem bewussten langen Ausatemzug beenden Sie die Reise.

Qigong

Qigong (übersetzt: „Pflege der Lebenskraft") gehört zum Repertoire der Traditionellen Chinesischen Medizin: Durch fließende Bewegungen und stille Meditation werden Bewusstsein und Körper integriert. Dadurch wird die Selbstregulation kultiviert. Im Folgenden werden einige einfach durchzuführende Elemente des Qigong zur Stimulierung des Energieflusses vorgestellt. Komplexere Bewegungsabfolgen sollten durch eine Fachkraft angeleitet werden.

Meridiane massieren (oder klopfen)

Mit der rechten Hand oberhalb der rechten Brust, mit flacher oder zur Faust geballter Hand, kreisförmig klopfen oder massieren. Dann über die Innenseite des linken Armes bis zu den Fingerspitzen massieren, auf der Außenseite bis zum Schulter-Nackenbereich. Die Übung zwei- bis dreimal wiederholen. Dann über die Brust zur rechten Seite massieren und die Hand wechseln. Wie auf der linken Seite die Übung zwei- bis dreimal wiederholen.

Mit beiden Händen in der Mitte der Brust nach unten über den Bauch zu den Hüften bis zum Gesäß massieren.

Dann an der Außenseite der Beine wenn möglich bis zu den Füßen massieren und dabei den Rücken möglichst gerade lassen und den Kopf ein wenig in den Nacken nehmen (damit der Kreislauf stabil bleibt). Zwei- bis dreimal wiederholen.

Zum Abschluss können die Arme, der Rumpf und die Hüften und Beine noch ausgestrichen werden.

Ohren kneten

Das ganze Ohr zwischen Daumen und Zeigefinger kneten, bis die Ohren ganz warm und rot sind. Diese Übung reguliert auf energetischem Wege den Kreislauf.

Augenpause

Die Hände aneinander warm reiben und vor die geöffneten Augen nehmen (Brille hierfür absetzen), so dass es ganz dunkel ist. Die Wärme der Hände mit den Augen wahrnehmen und „auftanken". Die Übung dreimal wiederholen.

Die Augenbrauen mit Daumen und Zeigefinger von der Mitte nach außen zupfend massieren. Zwei- bis dreimal wiederholen.

Mit den Fingern unterhalb der Augen von der Mitte nach außen ausstreichen. Zwei- bis dreimal wiederholen.

Gesicht reiben

Hände aneinander warm reiben und mit den Händen genüsslich das Gesicht vom Kinn zur Stirn in der Mitte aufsteigend und nach außen über Stirn, Schläfen, Wangen, Unterkiefer wieder zum Kinn reiben. 10–15-mal wiederholen.

Eine chinesische Weisheit besagt: „Mache diese Übung täglich und reibe dein Gesicht 50-mal und dies über drei Jahre und du hast keine Falten mehr."

Ohrenpause

Die Hände aneinander warm reiben und die Ohren zuhalten. Geräusche und Wärme wahrnehmen. Die Übung dreimal wiederholen.

Gesicht waschen

Handflächen mit etwas Abstand vor dem Gesicht vorbeiführen (Kleinfingerseiten aneinander) und die Wärme mit dem Gesicht wahrnehmen. Fingerkuppen am Haaransatz ansetzen und mit etwas Druck im Mittelscheitel ineinander verzahnen. Mit angenehmem Druck über den Schädel bis zum Schädelansatz nach hinten ziehen. Nun die Hände mit der Kleinfingerseite an den Hals nehmen und wie einen V-Ausschnitt nach vorne bis zum Bauch ausstreichen. Übung mehrmals wiederholen. Diese Übung soll „obere Fülle" (Gedanken, Kopfschmerzen, Hitze) reduzieren.

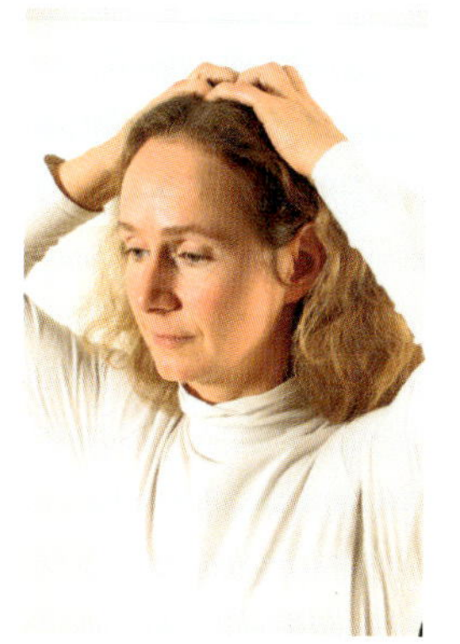
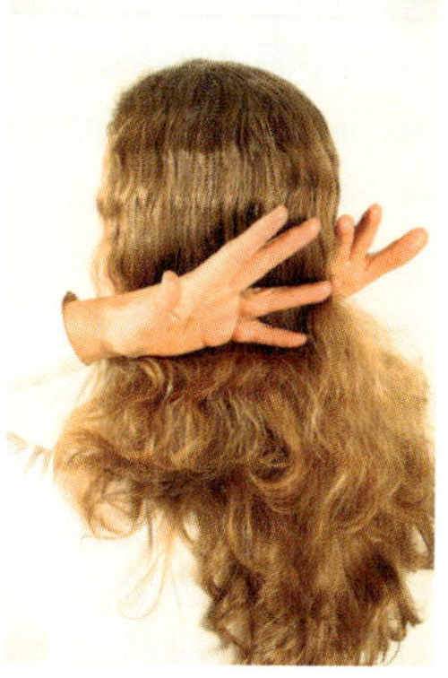
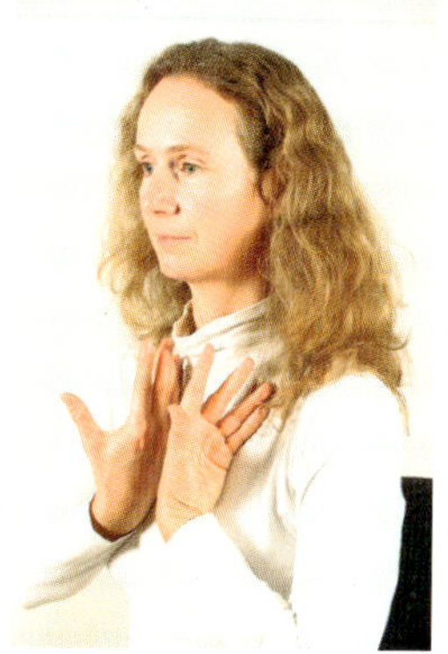

Zunge rollen

Mit der Zungenspitze an der rechten Innenseite der oberen Zahnreihe am Übergang zum Zahnfleisch anfangen und mit etwas Druck zur linken Seite rollen, dann von links unten nach rechts unten rollen. Die Übung kann mit dem Atem verbunden werden (Einatmung oben entlang, Ausatmung unten entlang). Es wird viermal in die eine Richtung gerollt und viermal in die entgegengesetzte Richtung. Dann wird außen herum gerollt, indem man die Zunge zwischen Wange und Zähne am Zahnfleisch entlang rollt. Auch hier viermal in die eine Richtung und viermal in die entgegengesetzte Richtung rollen. Den entstehenden Speichel in Portionen bewusst bis in den Bauch herunterschlucken.

Yoga

Yoga ist ein Übungsweg, der vor Tausenden von Jahren in Indien entwickelt wurde. Yoga ist auch eine spirituelle Erfahrung. Ihre verschiedenen Übungen zielen darauf ab, eine Verbindung zwischen Körper und Seele zu entwickeln. Die Haltungen, „Asanas", und die Atemübungen verbessern, wie in medizinischen Studien gezeigt werden konnte, den Blutdruck und die Herzfrequenz. Sie fördern Empfindungen von Ruhe und Wohlbefinden. Studien konnten zeigen, dass zwei- bis dreimal wöchentlich ausgeführte Yogaübungen bei Patienten mit hohem Blutdruck innerhalb von sechs bis zwölf Wochen regelmäßiger Praxis den Blutdruck deutlich reduzierten. Yoga verstärkt auch die Versorgung mit Lymphe und unterstützt die Ausleitung von Abfallprodukten und Giften aus dem Körper. Dadurch kann das Risiko für Arteriosklerose, Herzrhythmusstörungen, Herzinfarkt und andere Herzprobleme reduziert werden.

Yoga kann dazu beitragen, Muskelstärke und Haltekraft zu erhöhen, die Beweglichkeit zu steigern und Stress und Ängstlichkeit zu reduzieren. Nachfolgend finden Sie eine Serie von Yogahaltungen. Wir empfehlen Ihnen, dass Sie sich jeden Tag Zeit für diese Übungen nehmen und idealerweise täglich und zur gleichen Zeit üben, damit die Yogaübungen ein regelmäßiger Bestandteil Ihres Alltags werden können. Es ist wichtig, dass Sie sich beim Üben nicht überanstrengen.

Atemachtsamkeit und Aufwärmübungen

Ihre tägliche Praxis beginnt mit Atem- und Aufwärmübungen. Die Atemachtsamkeit fördert die Versorgung des ganzen Körpers mit Sauerstoff, vertieft die Atmung, wirkt beruhigend auf das Nervensystem und erholt den Körper. Die einfachen Bewegungen bei den Aufwärmübungen bereiten Sie auf die eigentlichen Haltungen vor. So verbessern Sie Ihre Beweglichkeit und reduzieren Muskelspannungen.

Alle hier genannten Übungen können zu jeder Tageszeit, sogar am Schreibtisch und am Küchentisch geübt werden. Wichtig ist auch, dass Sie die Übungen bewusst und achtsam ausführen, das heißt, dass Sie während der Übungen in Ihren Körper hineinspüren und bitte Ihre individuelle Dehnungs- und Schmerzgrenze nicht überschreiten. Achten Sie beim Üben auf eine entspannte Atmung und vermeiden Sie jede Form von Pressatmung.

Atemachtsamkeit

Die Atemachtsamkeitsübung kann sitzend, liegend oder im Stehen ausgeführt werden. Nehmen Sie eine offene und würdevolle Haltung ein. Erlauben Sie Ihrer Wirbelsäule, ihre ganze Länge einzunehmen und Ihren Schultern, sich zu entspannen. Richten Sie dann Ihre Aufmerksamkeit auf den Atem. Während Sie einatmen, nehmen Sie wahr, wie der Atem in den Körper hineinfließt und wie sich der Körper dabei bewegt. Wenn Sie ausatmen, nehmen Sie wahr, wie die Luft den Körper verlässt und wie er sich dabei bewegt. Legen Sie Ihre Hände nun auf den Bauch, und während Sie einatmen, spüren Sie, wie die Bauchdecke sich hebt. Wenn Sie ausatmen, nehmen Sie wahr, wie sich die Bauchdecke senkt. Wenn Sie dabei bemerken, dass Ihr Geist eine Reihe von Gedanken erzeugt, so ist das ganz normal und hindert nicht an der Entspannung. Versuchen Sie dessen ungeachtet, Ihre Gedanken zu beobachten, als wären sie ziehende Wolken, und bringen Sie Ihre Aufmerksamkeit immer wieder zurück zum Atem.

Aufwärmübungen

Schultern entspannen

Einatmen und dabei die Schultern zu den Ohren heben, dann ausatmen und die Schultern entspannen und sinken lassen, wenigstens dreimal wiederholen. Die Übung entspannt Nacken- und Schultermuskulatur. Die Übung sollte sich gut anfühlen und Sie daran erinnern, im Alltag die Schultern entspannt zu halten.

Schultern kreisen

Kreisen Sie Ihre Schultern wenigstens dreimal von vorn nach oben, zurück und nach unten in einer fließenden Bewegung. Dann die Richtung ändern und mindestens dreimal wiederholen. Die Übung verbessert die Beweglichkeit der Schultergelenke und reduziert Muskelspannungen in der Schulter und im oberen Rücken.

Seitliche Halsdehnung

Halten Sie Ihren Kopf mit dem Gesicht nach vorn, als ob Sie sich in einem Spiegel anschauen. Bewegen Sie dann das rechte Ohr in Richtung der rechten Schulter, spüren Sie die Dehnung an der linken Seite des Halses. Achten Sie darauf, beide Schultern entspannt und tief zu halten und die Wirbelsäule aufzurichten. Die Dehnung vier Atemzüge lang halten und dann die Seite wechseln. Die Übung dehnt die seitlichen Halsmuskeln und fördert die Beweglichkeit.

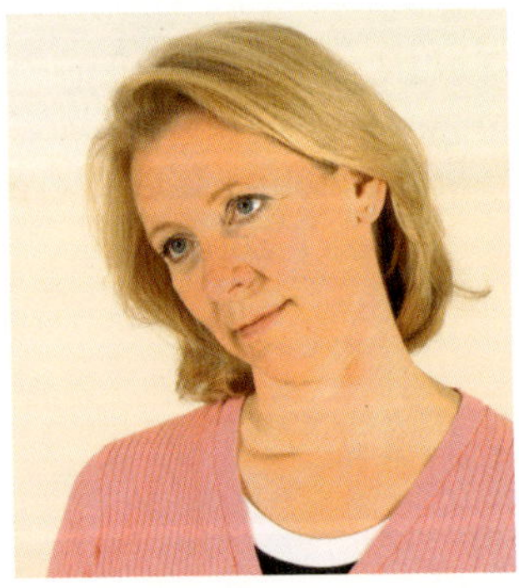

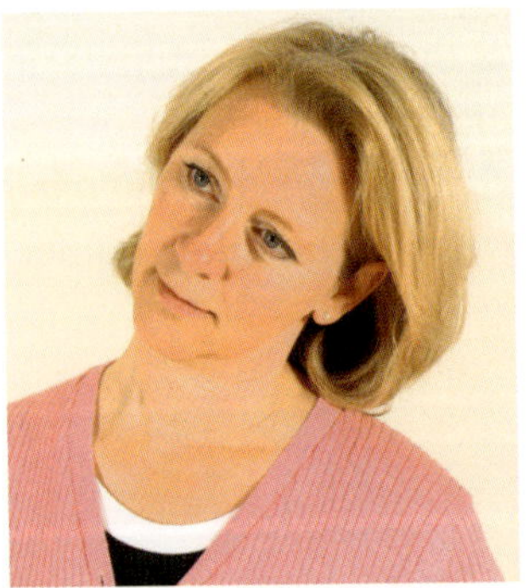

Kopf drehen

Drehen Sie Ihren Kopf, soweit es ohne Schmerzen möglich ist, nach rechts, schauen Sie über die rechte Schulter und atmen dann tief ein und aus. Dann langsam den Kopf zurück zur Mitte drehen und die Richtung nach links verändern. Mehrmals wiederholen. Die Übung verbessert die Beweglichkeit der Halswirbelsäule.

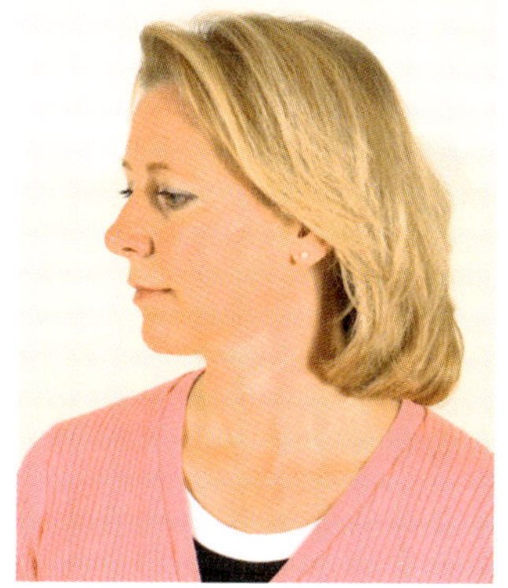

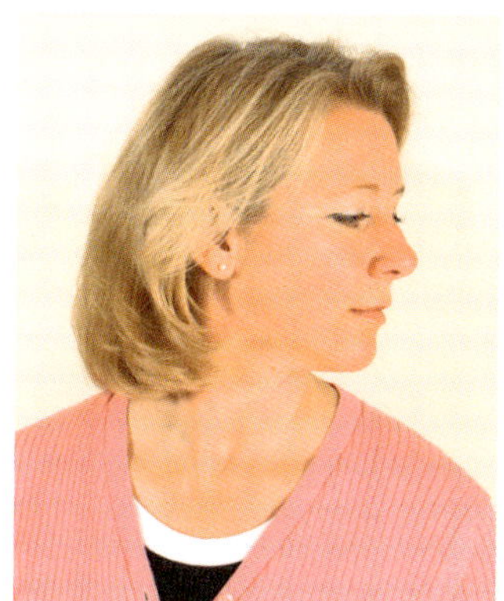

Kinn zur Brust

Verschränken Sie Ihre Hände hinter dem Kopf. Mit dem Ausatmen den Kopf in Richtung Brustbein sinken lassen, die Hände begleiten den Kopf und ziehen nicht an ihm. Einige Male ein- und ausatmen und bei jedem Ausatmen ein wenig mehr in die Dehnung hinein entspannen. Mit einer Einatmung den Kopf heben, wobei die Wirbelsäule sich aufrichtet und dehnt. Die Übung erhöht die Halsbeweglichkeit und dehnt die Nackenmuskulatur.

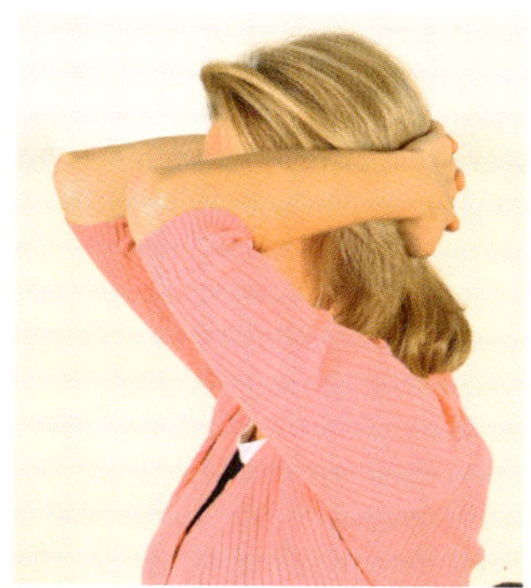

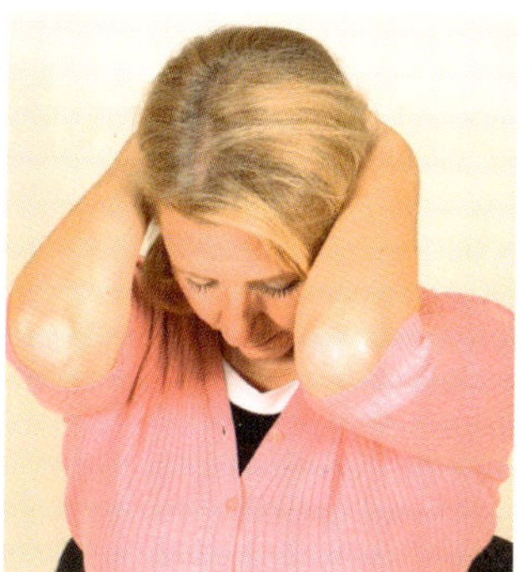

Achtung: Nach einer Herzoperation sollten Sie die Arme sechs Wochen lang nicht hinter dem Kopf verschränken, sondern auf den Oberschenkeln liegen lassen! Wenn Ihnen die Dehnung zu stark ist, können Sie die Hände jederzeit lösen und auf den Beinen ablegen.

Seitliche Dehnung

Die Hände hinter dem Kopf verschränken und mit einer Ausatmung Kopf, Arme, Schultern und Oberkörper nach rechts dehnen. Kommen Sie mit der Einatmung wieder zurück zur Mitte, wobei Sie auf die Aufrichtung der Wirbelsäule achten. Richtung wechseln. Wenn Sie wieder aufrecht sitzen, strecken Sie sich mit der Einatmung nach oben hinten, schauen Sie dabei zur Decke und sinken dann mit der Ausatmung wieder mit dem Kinn in Richtung des Brustbeins. Hände lösen und mit der Einatmung wieder aufrichten. Die Übung belüftet den oberen Brustkorb. Wenn Ihnen die Dehnung zu stark ist, können Sie die Hände jederzeit lösen und auf den Beinen ablegen.

Achtung: Nach einer Herzoperation sollten Sie die Arme sechs Wochen lang nicht hinter dem Kopf verschränken, sondern auf den Oberschenkeln liegen lassen!

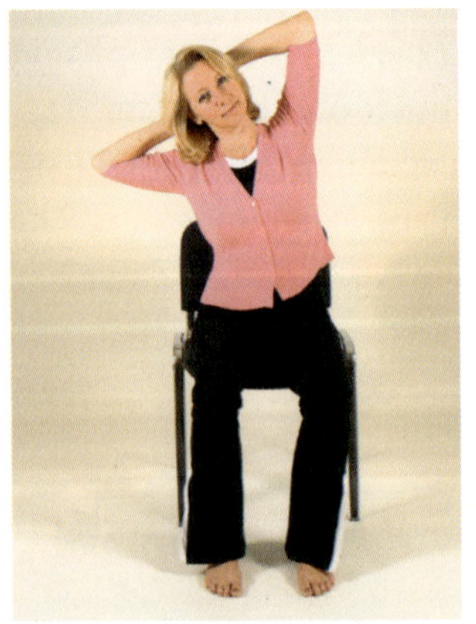

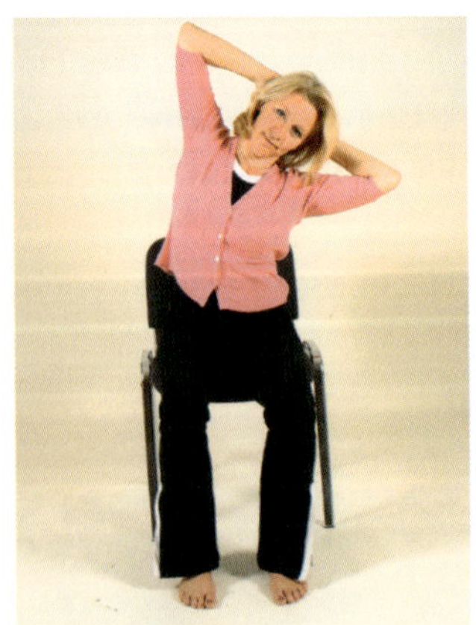

Yogahaltungen („Asanas")

Nachdem Sie sich aufgewärmt haben, sind Sie nun bereit für die Abfolge einiger Asanas. Wenn Sie diese Übungen eine Zeit lang ausgeführt haben, werden Sie feststellen, dass Ihre Beweglichkeit zunimmt, Stress abgebaut wird und Spannungen in der Muskulatur sich reduzieren. Sie merken außerdem, wie das Lymphsystem den Körper verstärkt entschlackt.

Wenn Yoga für Sie neu ist, werden Sie vielleicht bemerken, dass einige Haltungen einfacher sind als andere. Einige Körperbereiche fühlen sich vielleicht zu Beginn weniger beweglich an als andere. Üben Sie nur so weit, wie es für Sie angenehm ist. Mit jedem Mal Üben wird es ein wenig leichter gehen. Versuchen Sie nicht, leistungsorientiert zu üben, das bedeutet, dass Sie sich nicht zu sehr darauf konzentrieren sollten, die Haltungen perfekt auszuführen. Yoga ist ein Prozess. Versuchen Sie einfach wahrzunehmen und zu respektieren, wie Sie sich hier und heute fühlen und dementsprechend üben können. Mit regelmäßiger Praxis werden Sie bemerken, dass sich die Haltungen natürlicher anfühlen und die positiven Wirkungen deutlicher spürbar werden, wie mit jedem anderen Übungsprogramm auch.

Stehen wie ein Berg

Stellen Sie sich so hin, dass Ihre Füße etwa schulterbreit auseinander stehen. Spüren Sie den Boden und wie sich Ihr Gewicht auf die Füße verteilt. Schultern und Arme hängen entspannt. Die Wirbelsäule ist lang und aufgerichtet, das Brustbein geht nach vorn, der Bauch ist leicht eingezogen. Durch leichtes Anspannen der vorderen Oberschenkelmuskeln heben sich die Kniescheiben ein wenig. Legen Sie Ihre Hände auf den Bauch, und während Sie einatmen, spüren Sie, wie die Bauchdecke sich hebt. Wenn Sie ausatmen, nehmen Sie wahr, wie sich die Bauchdecke senkt. Legen Sie dann eine Hand auf das Brustbein und nehmen Sie wahr, wie auch der Brustkorb sich mit dem Ein- und Ausatmen bewegt. Erlauben Sie dieser Bewegung den Raum, den sie einnehmen möchte.

Lassen Sie anschließend beide Arme an den Seiten hängen. Dabei entspannen sich die Schultern. Dann drehen sich die Handflächen nach vorn, und mit der nächsten Einatmung heben sich beide Arme seitlich nach oben, wobei die Handflächen nach oben zeigen. Oben angekommen, drehen sich die Handflächen nach unten, und die Arme sinken mit der Ausatmung nach unten. Beim Ausatmen beugen sich die Knie leicht. Nach einigen Wiederholungen wandern die Arme nach vorn vor den Körper für einige weitere Auf- und Abwärtsbewegungen. Stehen Sie danach für ein paar Atemzüge aufrecht in der Ausgangsposition Berghaltung mit entspannten Schultern und Armen. Atmen Sie bewusst und spüren Sie die Wirkung der Bewegungen. Diese Übung kann auch im Sitzen ausgeführt werden. Sie fördert die Beweglichkeit der Wirbelsäule und verbessert damit das Stehen.

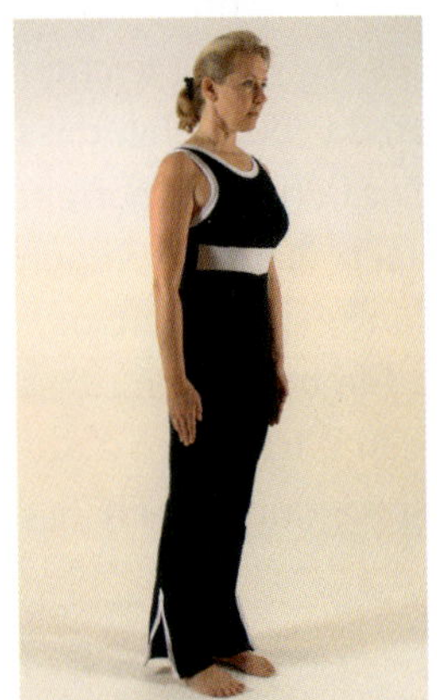

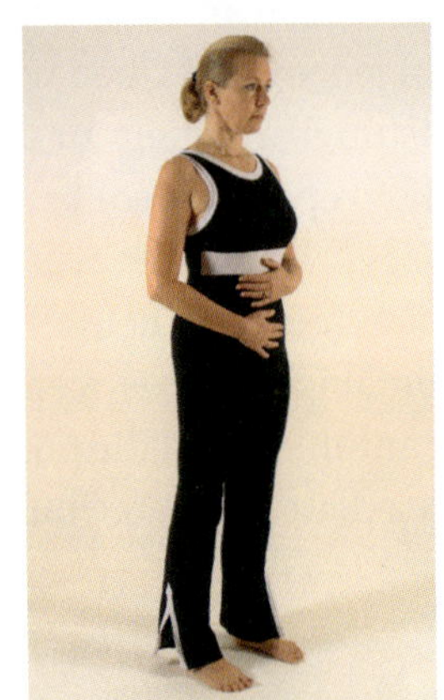

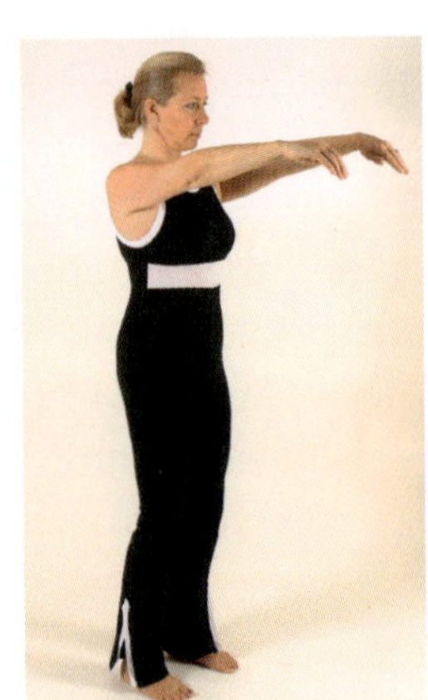

Vierfüßlerstand und Katzenbuckel

Begeben Sie sich auf Ihrer Matte in den Vierfüßlerstand, wobei sich die Hände direkt unter den Schultergelenken und die Knie direkt unter den Hüftgelenken am Boden befinden. Halten Sie die Ellenbogen gestreckt. Mit der Einatmung strecken Sie dann den Kopf sanft nach oben, wobei die Wirbelsäule sich nur leicht nach unten biegt und der Bauch leicht gespannt ist. Mit der folgenden Ausatmung wölbt sich der Rücken nach oben in Richtung Decke, und der Kopf hängt nach unten, wie bei einer Katze, die einen Buckel macht. Wiederholen Sie diesen Wechsel viermal. Die Übung erwärmt den gesamten Rücken und fördert die Beweglichkeit der Wirbelsäule.

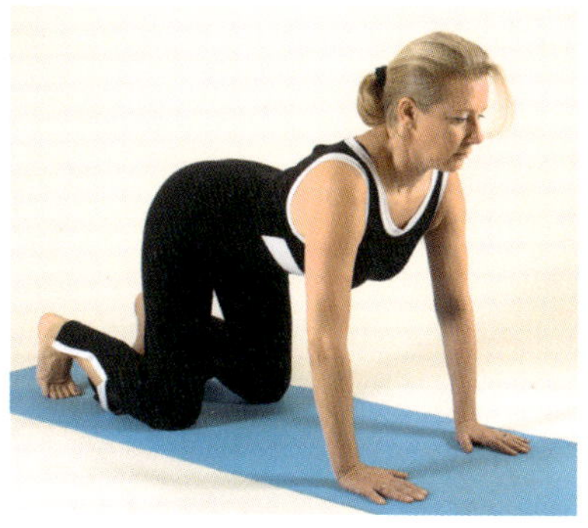
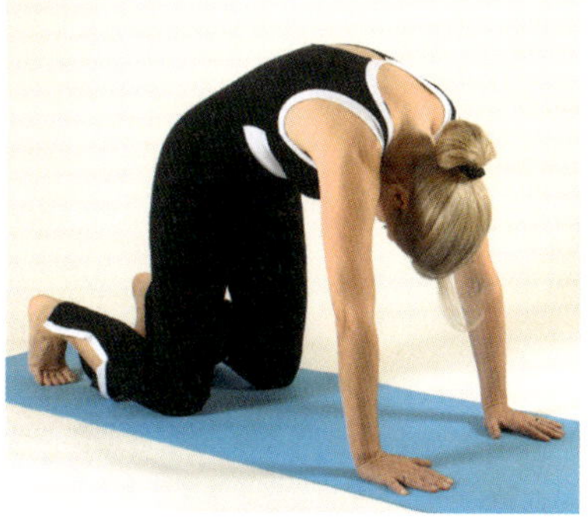

Achtung! Sie dürfen diese Übung frühestens sechs Wochen nach einer Herzoperation durchführen und in den ersten drei Monaten das Körpergewicht hauptsächlich mit den Knien und nicht mit den Händen tragen!

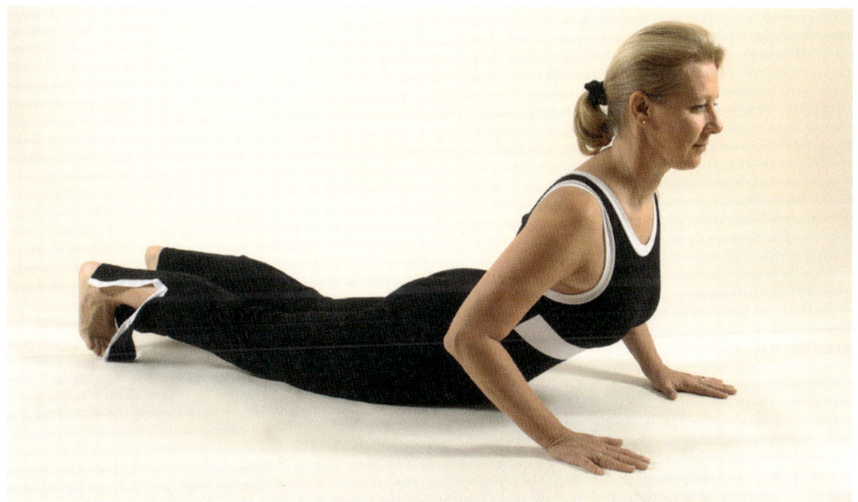

Kobra

Liegen Sie auf Ihrer Matte mit dem Gesicht nach unten, wobei die Beine entweder geschlossen sind oder ein wenig auseinander liegen. Legen Sie Ihre Stirn und die Handflächen in Höhe der Schulterblätter auf den Boden. Um in die Kobrahaltung zu gelangen, heben Sie Ihren Kopf, den Hals und die Schultern vom Boden auf, wobei Sie versuchen sollten, die Muskulatur im Hals und Rücken für die Haltung zu aktivieren und nicht zu sehr die Haltekraft der Hände und Arme zu verwenden. Weiter atmen. Bleiben Sie in der Haltung, solange es angenehm möglich ist. Wenn Sie die Haltung beenden möchten, legen Sie den Oberkörper, Hals und Kopf langsam wieder auf den Boden. Ruhen Sie kurz aus und wiederholen Sie die Haltung dann mehrmals. Die Übung stärkt die Muskulatur auf der Rückseite des Halses und des oberen Rückens, mobilisiert die Brustwirbelsäule und fördert eine aufrechte Haltung und die Verdauung.

Achtung! Sie dürfen mit dieser Übung frühestens drei Monate nach einer Herzoperation beginnen!

Bogenhaltung

Legen Sie in der Bauchlage beide Arme neben den Körper. Mit der Einatmung heben Sie dann Kopf, Arme, Oberkörper und wenn möglich auch Füße und Beine nach oben, so dass Sie auf dem gespannten Bauch balancieren. Atmen Sie weiter und halten Sie die Position für ein paar Atemzüge. Legen Sie eine Ruhepause ein und wiederholen Sie die Bogenhaltung dann einige Male. Die Übung stärkt und mobilisiert die Rückenmuskulatur und fördert eine aufrechte Haltung.

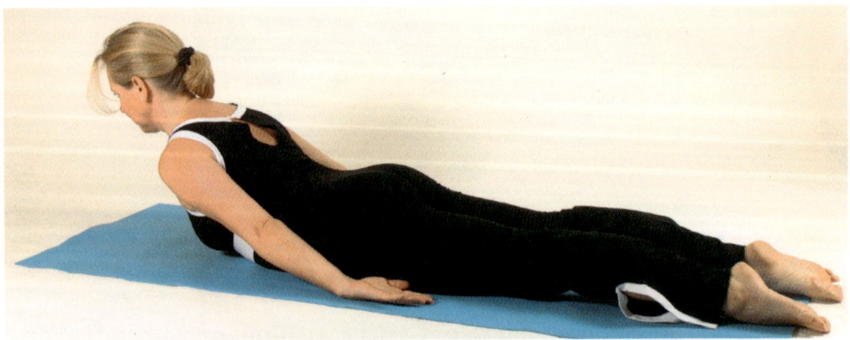

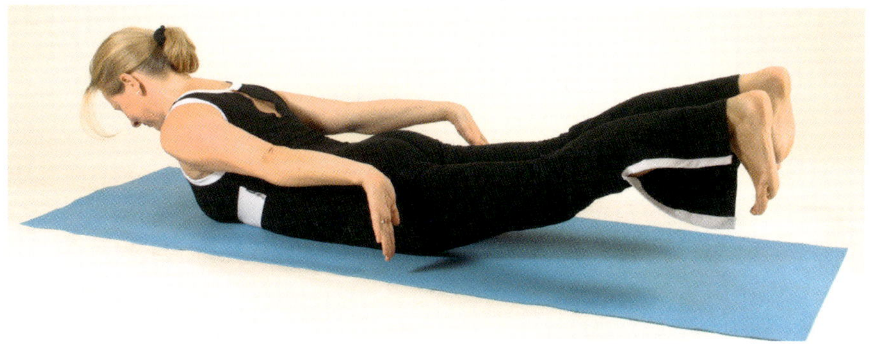

Achtung! Sie dürfen mit dieser Übung frühestens drei Monate nach einer Herzoperation beginnen!

Knie zur Brust

Strecken Sie in der Bauchlage den rechten Arm nach vorn und drehen sich über die rechte Seite auf den Rücken. Stellen Sie beide Beine mit den Füßen auf den Boden. Dann ziehen Sie das rechte Knie in Richtung des Brustkorbes, halten es dort, atmen ein, und mit der Ausatmung ziehen Sie das Knie sanft und ohne Anstrengung ein wenig näher. Dann stellen Sie den rechten Fuß wieder ab und üben mit dem linken Bein. Anschließend umfassen Sie beide Knie und ziehen diese in Richtung Brustkorb. Beschreiben Sie mit den Knien Kreise, erst in die eine Richtung und dann in die andere. Dabei massieren Sie den unteren Rücken auf der Matte: Er wird gedehnt und entspannt.

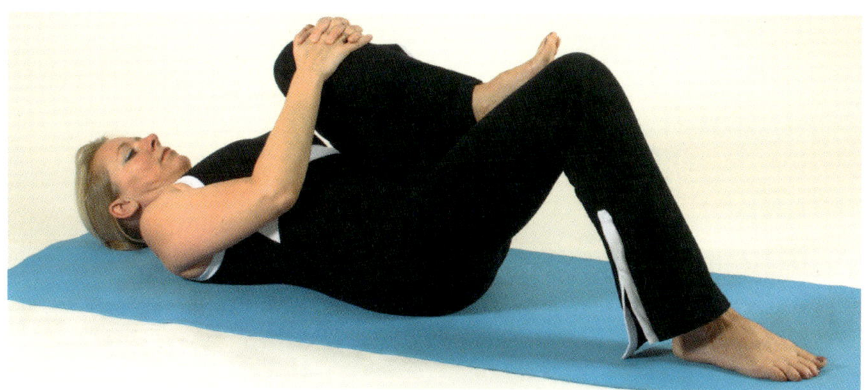

Dehnung der Wirbelsäule

Sie liegen auf dem Rücken mit den Knien aufgestellt, die Füße auf dem Boden, der Blick richtet sich zur Decke, die Schultern liegen auf dem Boden. Sie breiten die Arme zu beiden Seiten aus. Dann legen Sie beide Beine zusammen nach rechts ab, bis die Beine vom Boden getragen werden, je nach Möglichkeit bleiben die Knie zusammen, oder Sie öffnen sie ganz entspannt. Wenn Sie möchten, drehen Sie den Kopf nach links und schauen in Richtung der linken Hand. Bleiben Sie in dieser Position für ein paar Atemzüge und bringen dann die Beine und den Kopf zurück zur Mitte, um die Übung in die andere Richtung zu wiederholen. Die Übung dehnt die Muskulatur des unteren Rückens und des Brustkorbes und fördert die Beweglichkeit der gesamten Wirbelsäule.

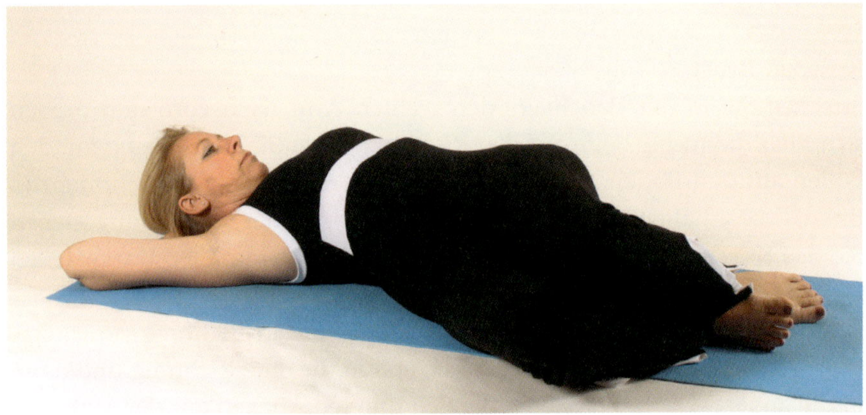

Achtung! Sie dürfen mit dieser Übung frühestens drei Monate nach einer Herzoperation beginnen!

Tiefenentspannung und Abschlussmeditation

Am Ende der Übungseinheit stehen Tiefenentspannung und Abschlussmeditation. Sie führen Sie aus der Anspannung der Übungspraxis und runden diese ab. Bei diesem Abschlussritual lassen wir den Körper und die Muskeln los und beglückwünschen uns dafür, uns Zeit und Aufmerksamkeit für unser Wohlbefinden und unsere Gesundheit genommen zu haben.

Tiefenentspannung

Die Tiefenentspannung können Sie im Sitzen, auf dem Boden liegend oder auch im Stehen ausüben. Wenn es Ihnen angenehm ist, legen Sie ein Kissen unter die Knie und den Kopf. Decken Sie sich zu, wenn Sie möchten. Nachdem Sie sich eingerichtet haben, beginnen Sie damit, nacheinander einzelne Muskelgruppen in mittlerer Stärke anzuspannen und dann bewusst zu entspannen. Spannen Sie dazu zuerst den rechten Fuß an und entspannen Sie ihn. Dann das rechte Bein. Danach den linken Fuß und dann das linke Bein. Ballen Sie dann beide Hände zu Fäusten, heben Sie beide Arme ein wenig an, halten Sie die Spannung und entspannen Sie dann bewusst. Als nächstes spannen Sie die Gesäßmuskeln an, halten Sie die Spannung und entspannen sie dann. Ziehen Sie die Schultern nach oben, halten Sie die Spannung und entlassen Sie die Schultern dann wieder nach unten. Zum Schluss spannen Sie alle Gesichtsmuskeln für einige Momente an und entspannen sie dann wieder.

Spüren Sie der Entspannung im ganzen Körper für ein paar Atemzüge nach. Führen Sie dann Ihre Aufmerksamkeit zu den Füßen. Nehmen Sie Ihre Füße wahr, ohne etwas mit ihnen tun zu müssen. Nehmen Sie einfach die Entspannung wahr. Wandern Sie dann mit der Aufmerksamkeit nach oben: zu den Fußgelenken, Waden, Knien und Oberschenkeln und weiter zum Gesäß, dem Beckenbereich, zum Bauch und den inneren Organen. Nehmen Sie die Entspannung in der Herzgegend und in den Lungen wahr. Erlauben Sie den Muskeln im Brustkorb, weich und gelöst zu sein. Spüren Sie die Entspannung im unteren Rücken und im oberen Rücken. Ihre Schultern, Arme und Hände sind ebenfalls entspannt. Der Hals ist entspannt und der Kopf. Das Gesicht ist entspannt, der Unterkiefer, die Stirn. Die Augen sind entspannt und sanft geschlossen. Der ganze Körper ist wohlig entspannt. Spüren Sie die Verbindung von den Füßen bis zum Kopf. Nehmen Sie wahr, wie der Atem durch den Körper fließt. Bemerken Sie Gedanken, die Sie vielleicht haben. Entlassen Sie diese freundlich und führen Sie die Aufmerksamkeit zurück zum Atem und zum Körper.

Gönnen Sie es sich, einige Atemzüge lang nichts zu tun. Wenn Ihnen dann nach Bewegung zu Mute ist, geben Sie dem nach. Öffnen Sie die Augen und kommen Sie langsam in eine sitzende Position.

Abschlussmeditation

Nehmen Sie eine aufrechte Haltung ein. Sitzen Sie bequem und möglichst mit geradem Rücken. Wenn Sie möchten, schließen Sie die Augen. Führen Sie die Aufmerksamkeit nach innen und nehmen Sie wahr, wie sich Ihr Körper jetzt anfühlt.

Reiben Sie dann die Handflächen aneinander bis sie warm werden. Dann legen Sie diese über die geschlossenen Augen. Die Augen genießen die Wärme und die Dunkelheit. Legen Sie dann Ihre Hände auf Ihr Herz und öffnen die Augen.

Anhang

Der Dreimonatsplan für das Herz

An dieser Stelle wollen wir einen Vorschlag für drei Monate herzgesundes Leben machen. Je länger Sie das Programm durchhalten, desto selbstverständlicher werden die Maßnahmen, die Ihrem Herz und Ihrem Geist guttun. Vielleicht haben Sie Lust, es einmal auszuprobieren. Wir schlagen Ihnen für jede Woche unterschiedliche Übungen vor, die Sie jeden Tag durchführen können.

Die Kneippschen Anwendungen und die längeren Bewegungseinheiten sollten wenigstens 2–3-mal pro Woche auf dem Plan stehen. Am Anfang Ihres Dreimonatsplans stehen einfache Übungen und Lebensstilveränderungen, die dann mit der Zeit etwas anspruchsvoller werden.

1. Woche

- Kneipp: Kalter Unterschenkelguss
- Achtsamkeit: Atem-Mini
- Bewegung: Zehn Minuten zügig gehen
- Positive Gefühle – Freude kultivieren: Lassen Sie Ihre Achtsamkeit bewusst auf den erfreulichen Dingen des Alltages ruhen.
- Ernährung: Verdoppeln Sie die Portion Salat oder Gemüse.
- Stress regulieren: Progressive Muskelentspannung

2. Woche

- Kneipp: Kalte Oberkörperwaschung
- Achtsamkeit: Atem-Mini
- Bewegung: Zehn Minuten zügig gehen + alle Treppen zu Fuß gehen, statt den Aufzug zu nehmen
- Positive Gefühle – Freude kultivieren: Fragen Sie sich, was Sie heute glücklich gemacht hat.

- Ernährung: Kaufen Sie Lebensmittel, die in der Gegend wachsen und in der gegenwärtigen Jahreszeit frisch sind, also regional und saisonal (siehe Übersichten dazu S. 70–72). Essen Sie einen Teil des Gemüses als Rohkost (sofern Sie es vertragen).
- Stress regulieren: Progressive Muskelentspannung

3. Woche
- Kneipp: Kalter Armguss
- Achtsamkeit: Atem-Mini
- Bewegung: 20 Minuten (oder 2 x 10 Minuten) zügig gehen + alle Treppen zu Fuß gehen, statt den Aufzug zu nehmen
- Positive Gefühle – Freude kultivieren: Schreiben Sie drei Dinge auf, für die Sie dankbar sind.
- Ernährung: Probieren Sie zum Frühstück einen Haferbrei mit frischem Obst aus. Er stärkt und nährt und ist nicht belastend.
- Stress regulieren: Atemmeditation

4. Woche
- Kneipp: Lavendel-Herzauflage
- Achtsamkeit: Atem-Mini
- Bewegung: 20 Minuten (oder 2 x 10 Minuten) zügig gehen + alle Treppen zu Fuß gehen, statt den Aufzug zu nehmen + Fahrradtour am Wochenende
- Positive Gefühle – Freude kultivieren: Schließen Sie die Augen und gehen gedanklich an einen schönen Ort.
- Ernährung: Essen Sie langsam und mit Genuss. Lenken Sie sich nicht durch Fernsehen ab.
- Stress regulieren: Atemmeditation

5. Woche
- Kneipp: Kaltes oder warmes Armbad
- Achtsamkeit: Atem-Mini
- Bewegung: 30 Minuten (oder 2 x 15 Minuten) zügig gehen, alle Treppen zu Fuß gehen, statt den Aufzug zu nehmen.
- Positive Gefühle – Freude kultivieren: Lassen Sie Ihre Achtsamkeit bewusst auf den erfreulichen Dingen des Alltages ruhen.

- Ernährung: Verwenden Sie für den Salat und die Rohkost native Öle (z. B. Olivenöl, Rapsöl plus 1 TL Leinöl, Weizenkeimöl).
- Stress regulieren: Body Scan

6. Woche
- Kneipp: Wasser- oder Tautreten
- Achtsamkeit: Atem-Mini
- Bewegung: 30 Minuten (oder 2 x 15 Minuten) zügig gehen + Fahrradtour am Wochenende
- Positive Gefühle – Freude kultivieren: Fragen Sie sich, was Sie heute glücklich gemacht hat.
- Ernährung: Verzichten Sie eine Woche lang auf normalen Haushaltszucker und süßen mit Obst.
- Stress regulieren: Body Scan

7. Woche
- Kneipp: Trockenbürsten
- Achtsamkeit: Atem-Mini
- Bewegung: 30 Minuten (oder 2 x 15 Minuten) zügig gehen + Fahrradtour am Wochenende + Krafttraining (Herzsportgruppe)
- Positive Gefühle – Freude kultivieren: Schreiben Sie drei Dinge auf, für die Sie dankbar sind.
- Ernährung: Essen Sie eine Woche fleisch- und wurstfrei.
- Stress regulieren: 10 Minuten Qigongübungen

8. Woche
- Kneipp: Lavendel-Herzauflage
- Achtsamkeit: Atem-Mini
- Bewegung: alle 2–3 Tage 30 Minuten Nordic Walking + Fahrradtour am Wochenende + Krafttraining (Herzsportgruppe)
- Positive Gefühle – Freude kultivieren: Schließen Sie die Augen und gehen gedanklich an einen schönen Ort.
- Ernährung: Wie wäre es mit einer Woche ohne Alkohol? Probieren Sie es aus.
- Stress regulieren: 10 Minuten Qigongübungen

9. Woche

- Kneipp: Schröpfkopfmassage
- Achtsamkeit: Atem-Mini
- Bewegung: alle 2–3 Tage 30 Minuten Nordic Walking + Fahrradtour am Wochenende + Krafttraining (Herzsportgruppe)
- Positive Gefühle – Freude kultivieren: Lassen Sie Ihre Achtsamkeit bewusst auf den erfreulichen Dingen des Alltages ruhen.
- Ernährung: Ersetzen Sie alles weiße Mehl durch Vollkorn, z. B. Vollkornbrot, Vollkornnudeln.
- Stress regulieren: 15 Minuten Yoga

10. Woche

- Kneipp: Kalter Brustwickel
- Achtsamkeit: Atem-Mini
- Bewegung: alle 2–3 Tage 40 Minuten Nordic Walking + Fahrradtour am Wochenende + Krafttraining (Herzsportgruppe)
- Positive Gefühle – Freude kultivieren: Fragen Sie sich, was Sie heute glücklich gemacht hat.
- Ernährung: Essen Sie jeden Tag fünf Portionen Obst und Gemüse.
- Stress regulieren: 15 Minuten Yoga

11. Woche

- Kneipp: Ganzkörperwaschung
- Achtsamkeit: Atem-Mini
- Bewegung: alle 2–3 Tage 40 Minuten Nordic Walking + Fahrradtour am Wochenende + Krafttraining (Herzsportgruppe)
- Positive Gefühle – Freude kultivieren: Schreiben Sie drei Dinge auf, für die Sie dankbar sind.
- Ernährung: Vielleicht wollen Sie eine Woche Intervallfasten ausprobieren?
- Stress regulieren: 30 Minuten Yoga

12. Woche

- Kneipp: Wechselwarmer Schenkelguss
- Achtsamkeit: Atem-Mini
- Bewegung – Bilanz ziehen: Was konnten Sie umsetzen, wo waren die

Hindernisse, welche Ausreden haben Sie gefunden, welche Bewegungsart liegt Ihnen am meisten?

- Positive Gefühle – Freude kultivieren: Schließen Sie die Augen und gehen gedanklich an einen schönen Ort.
- Ernährung: Wenn Ihnen die vegetarische Woche gutgetan hat, dann probieren Sie doch mal eine vegane Woche aus.
- Stress regulieren: 30 Minuten Yoga

Danksagung

In den naturheilkundlichen Kliniken in Essen und Berlin arbeiten wir in interdisziplinären Teams, die aus Medizinern, diplomierten Gesundheits- und Sozialpädagogen, Psychologen, Oecotrophologen und Sporttherapeuten bestehen. Die Kolleginnen und Kollegen in der Ordnungstherapie begleiten die Patienten in den Bereichen der Lebensstilveränderung.

Unser Dank gilt allen diesen Menschen, die im Laufe der Jahre an der inhaltlichen und methodischen Erarbeitung der vorliegenden Texte mitgewirkt haben. Unser besonderer Dank gilt Christiane Pithan, Ute Dujardin für den Bereich Ernährung, Christel von Scheidt, Dr. Nils Altner und Jörg Meibert für den Bereich Stress und Achtsamkeit sowie Frauke Reese und Silke Lange für den Bereich Bewegung.

Silke Lange möchten wir an dieser Stelle besonders danken, da sie sich mit viel Sachverstand für das Entstehen dieses Buches engagiert hat.

Zuletzt möchten wir den Menschen danken, die uns als Patientinnen und Patienten in ihrer Erkrankung und auf dem Weg ihrer Genesung begegneten und von denen wir immer wieder lernen können.

Das vorliegende Buch verdankt seine Entstehung außerdem einer Förderung der Karl-Heinz Frenzen-Stiftung. Ein besonderer Dank gilt Herrn Karl-Heinz Frenzen, der durch seine Großzügigkeit das Projekt SAFE LIFE ermöglichte.

Literatur

AWMF: Nationale Versorgungs-Leitlinie chronische KHK. 5. Auflage; 2019.

Bundeszentrum für Gesundheit: Planetary Health Diet. Speiseplan für eine gesunde und nachhaltige Ernährung. www.bzfe.de/nachhaltiger-konsum/lagern-kochen-essen-teilen/planetary-health-diet [Stand: 15.6.2021].

Deutsche Herzstiftung (Hrsg.): Deutscher Herzbericht 2019. www.herzstiftung.de/e-paper/#0 [Stand: 15.6.2021].

Dobos G: Das gestresste Herz: Mit Naturheilkunde für ein langes Leben. München: Scorpio 2019.

Drouin-Chartier J-P, Chen S, Li Y et al.: Egg consumption and risk of cardiovascular disease: three large prospective US cohort studies, systematic review, and updated meta-analysis. BMJ. 2020; 368:m513. doi.org/10.1136/bmj.m513.

Holubarsch CJ, Colucci WS, Meinertz T et al.: Survival and Prognosis: Investigation of Crataegus Extract WS 1442 in congestive heart failure (SPICE) – rationale, study design and study protocol. European Journal of Heart Failure. 2000; 2: 431–437.

Holubarsch CJ, Colucci WS, Meinertz T et al.: The efficacy and safety of Crataegus extract WS 1442 in patients with heart failure: the SPICE trial. European Journal of Heart Failure. 2008; 10 (12): 1255–1263.

Keys A, Aravanis C, Blackburn HW et al.: Epidemiologic studies related to coronary heart disease: characteristics of men aged 40–59 in seven countries. Acta Med Scand. 1967; Suppl to vol. 460.

Keys A (ed): Coronary heart disease in seven countries. Circulation. 1970; Suppl to vol. 41.

Keys A, Aravanis C, Blackburn, H et al.: Seven Countries. A Multivariate Analysis of Death and Coronary Heart Disease. Cambridge: Harvard University Press; 1980.

Kobasa SC, Puccetti MC: Personality and Social Resources in Stress Resistance. Journal of Personality and Social Psychology. 1983; 45 (4): 839–850.

Longo V: The Longevity Diet. New York: Avery/Random House 2018.

de Lorgeril M, Salen P, Martin JL et al.: Mediterranean diet, traditional risk factors, and the rate of cardiovascular complications after myocardial infarction: Final report of the Lyon Diet Heart Study. Circulation. 1999; 99: 779–785.

Michalsen A, Grossman P, Lehmann N et al.: Psychological and quality-of-life outcomes from a comprehensive stress reduction and lifestyle program in patients with coronary artery disease: results of a randomized trial. Psychother Psychosom. 2005; 74 (6): 344–352.

Michalsen A: Heilen mit der Kraft der Natur. Berlin: Insel 2020.

Michalsen A: Mit Ernährung heilen. Besser essen, einfach fasten, länger leben. Neuestes Wissen aus Forschung und Praxis. Berlin: Insel 2019.

Niaura R, Todaro JF, Stroud L et al.: Hostility, the metabolic syndrome, and incident coronary heart disease. Health Psychol. 2002 Nov; 21 (6): 588–593.

Ornish D, Brown SE, Scherwitz LW et al.: Can lifestyle changes reverse coronary heart disease? The Lifestyle Heart Trial. Lancet. 1990; 336 (8708): 129–133.

Paul A: Lebensstilveränderungen bei Herzkrankheiten: Eine Interventionsstudie: Essen: KVC 2010.

Pressman SD, Cohen S, Miller GE et al.: Loneliness, social network size, and immune response to influenza vaccination in college freshmen. Health Psychol. 2005; 24 (3): 297–306.

Regitz-Zagrosek V: Therapeutic implications of the gender-specific aspects of cardiovascular disease. Nature Reviews Drug Discovery. 2006; 5: 425–438.

Sparrow D, Thomas HE, Weiss ST: Coronary heart disease in police officers participating in the Normative Aging Study. American Journal of Epidemiology. 1983; 118 (4): 508–513.

Statistisches Bundesamt: Todesursachen in Deutschland 2019. www.destatis.de/DE/Themen/Gesellschaft-Umwelt/Gesundheit/Todesursachen/_inhalt.html.

Werner M, Michalsen A, Schmidt K: Bluthochdruck – Mind-Body-Medizin und Naturheilkunde. Essen: KVC 2019.

Yudkin J: Pure, White and Deadly: The Problem of Sugar. London: Davis-Poynter 1972.

Yusuf S, Hawken S, Ôunpuu S et al.: Effect of potentially modifiable risk factors associated with myocardial infarction in 52 countries (the INTERHEART study): Case-control study. The Lancet. 2004; 364: 937–952.

Die Autorin

Dr. Anna Paul ist Leiterin der Ordnungstherapie/Mind-Body-Medizin in der Klinik für Naturheilkunde & Integrative Medizin am Evangelischen Krankenhaus Essen-Steele. Sie ist Mitarbeiterin am Stiftungslehrstuhl für Naturheilkunde und Integrative Medizin der medizinischen Fakultät der Universität Duisburg-Essen und leitet die Arbeitsgruppe Prävention & Gesundheitsförderung mit Forschungsprojekten zum Thema Lebensstilveränderung und Gesundheitsförderung im Betrieb. Sie ist als Referentin in der ärztlichen Weiterbildung tätig und leitet Seminare zu den Themen Mind-Body-Medizin, Stressbewältigung und Yoga. Dr. Paul ist seit 2011 Vorstandsvorsitzende von Natur und Medizin, dem Förderverein der Karl und Veronica Carstens-Stiftung.

Der Autor

Prof. Dr. Andreas Michalsen ist Chefarzt des Zentrums für Naturheilkunde am Immanuel-Krankenhaus in Berlin-Wannsee. Darüber hinaus ist er Inhaber der Stiftungsprofessur für klinische Naturheilkunde an der Berliner Charité. Als leitender Oberarzt war er bis 2009 in der Klinik für Naturheilkunde & Integrative Medizin am Evangelischen Krankenhaus Essen-Steele maßgeblich an der SAFE LIFE-Studie beteiligt: Er entwickelte ein innovatives Behandlungs- und Vorbeugungsprogramm für die tagesklinische Betreuung von Herzpatienten.

Seine Forschungsarbeiten beschäftigen sich mit den Themen der Mittelmeerkost, der Vollwerternährung, der Raucherentwöhnung und der Stressreduktion bei Koronarerkrankungen sowie mit der Therapie der Herzinsuffizienz und ergänzenden Behandlungsmöglichkeiten durch Kneipp-Therapie.

Natur und Medizin e.V. – Eine starke Gemeinschaft

Ob Pflanzenheilkunde, Homöopathie oder Blutegeltherapie – die Komplementärmedizin ist sehr vielseitig. Antworten darauf, welche Therapieverfahren bei welchen Krankheiten helfen, gibt Natur und Medizin e.V. Der Verein und seine Mitglieder unterstützen die Carstens-Stiftung in ihrem Auftrag, die Naturheilkunde und Homöopathie wissenschaftlich zu erforschen. Das Ziel ist eine Integrative Medizin, in der moderne Erkenntnisse und traditionelles Wissen, Hochschulmedizin und Naturheilkunde keine Gegensätze, sondern gleichberechtigte Akteure sind.

Der Auftrag von Natur und Medizin e.V. ist es, die Bevölkerung fundiert zu informieren, so dass immer mehr Menschen davon profitieren können. Die Mitgliederzeitschrift Natur und Medizin bietet neben aktuellen Berichten zur Komplementärmedizin auch eine Vielzahl praktischer Selbsthilfetipps. Ein exklusives Ratgeberangebot und Bücher aus dem eigenen Verlag liefern ausführliche Informationen zu bestimmten Krankheiten und deren Therapiemöglichkeiten.

Helfen Sie mit, Naturheilkunde und Homöopathie zu fördern und zu erhalten! Natur und Medizin ist auf Ihre Unterstützung angewiesen: Mit Ihren Mitgliedsbeiträgen, Buchkäufen und Spenden finanziert Natur und Medizin wichtige Forschungsprojekte, bezieht Stellung und berät Patienten unabhängig.

Werden Sie Mitglied, spenden Sie für die Komplementärmedizin, empfehlen Sie uns weiter!